U0880057

中医临床必读丛书

厘正按摩要术

清·张振鋆　辑
张成博
刘志梅　整理
范　磊

人民卫生出版社

图书在版编目(CIP)数据

厘正按摩要术/清·张振鋆辑　张成博等整理．—北京：人民卫生出版社，2007.10

（中医临床必读丛书）

ISBN 978-7-117-08505-2

Ⅰ.厘…　Ⅱ.①张…②张…　Ⅲ.小儿疾病-按摩疗法（中医）　Ⅳ.R244.1

中国版本图书馆 CIP 数据核字(2007)第 020981 号

门户网：	**www.pmph.com**	**出版物查询、网上书店**
卫人网：	**www.ipmph.com**	**护士、医师、药师、中医师、卫生资格考试培训**

版权所有，侵权必究！

中医临床必读丛书

厘正按摩要术

辑　　者： 清·张振鋆
整　　理： 张成博　刘志梅　范磊
出版发行： 人民卫生出版社（中继线 010-59780011）
地　　址： 北京市朝阳区潘家园南里 19 号
邮　　编： 100021
E - mail： pmph @ pmph. com
购书热线： 010-59787592　010-59787584　010-65264830
印　　刷： 北京铭成印刷有限公司
经　　销： 新华书店
开　　本： 850×1168　1/32　**印张：** 6.5
字　　数： 125 千字
版　　次： 2007 年 10 月第 1 版　2024 年 12 月第 1 版第 16 次印刷
标准书号： ISBN 978-7-117-08505-2/R·8506
定　　价： 13.00 元
打击盗版举报电话：010-59787491　E-mail：WQ @ pmph. com
（凡属印装质量问题请与本社市场营销中心联系退换）

出版者的话

中医要发展创新，提高临床疗效是必由之路。而提高临床疗效的捷径，就是继承前人宝贵的诊疗理论和丰富的临床经验。古今大凡著名医家，无不是在熟读古籍，继承前人经验的基础上而成为一代宗师的。厚积薄发，由博返约，是读书成才的必然过程。步入21世纪，中医的发展与创新仍然离不开继承，而继承的第一步必须是熟读中医古籍，奠定基础。这好比万丈高楼，筑基必坚；参天大树，扎根必深。

为了在新世纪进一步发展中医，提高中医临床疗效水平，针对目前中医现状，国家中医药管理局启动了“优秀中医临床人才研修项目”。该计划首批精选培养名中医200名左右，期望在新世纪再培养一大批中医临床大家，为我国人民的医疗保健再做贡献。做临床，必读古籍；做名医，更需要熟悉古籍并能灵活应用。为了适应中医临床人才培养计划，我们从“优秀中医临床人才研修项目”必读书目中先期精选了中医各科必读的70余种整理后已相继出版发行，应广大读者要求，经全国著名中医专家王永炎、余瀛鳌等推荐和论证，续增34种，使《中医临床必读丛书》的出版渐臻完备。本丛书共105种，所选精当，涵盖面广，多为历代医家推崇，尊为必读经典著作，在中医学发展的长河中，占有重要的学术地位。

本次整理突出了以下特点：①力求原文准确，每种医籍均由各科专家遴选精善底本，加以严谨校勘，为读者提供精确的原文。②原则上只收原文，不作校记和注释，旨在使读者在研习之中渐得旨趣，体悟真谛。③每书撰写了导读，介绍该书的作者生平、成书背景、学术特点，及对临床的指导意义以及如何学习运用等内容，提要钩玄，以启迪读者。为便于读者检索，书后附以索引。

期望本丛书的出版，能真正起到读古籍，筑根基，做临床，提疗效的作用，有助于中医临床人才的培养和成长，以推动我国中医药事业的发展与创新。

一、经典著作

《灵枢经》
《黄帝内经素问》
《伤寒论》
《金匮要略》
《温病条辨》
《温热经纬》

二、诊断类著作

《脉经》
《诊家枢要》
《濒湖脉学》

三、通用著作

《中藏经》
《伤寒总病论》
《素问玄机原病式》
《三因极一病证方论》
《素问病机气宜保命集》
《内外伤辨惑论》
《儒门事亲》
《脾胃论》
《兰室秘藏》
《格致余论》
《丹溪心法》
《景岳全书》
《医贯》
《理虚元鉴》
《明医杂著》
《万病回春》
《慎柔五书》
《内经知要》
《医宗金鉴》
《石室秘录》
《医学源流论》
《兰台轨范》
《杂病源流犀烛》
《古今医案按》
《笔花医镜》
《类证治裁》
《医林改错》

《血证论》
《名医类案》
《医学衷中参西录》
《丁甘仁医案》

四、各科著作

（一）内科

《金匮钩玄》
《秘传证治要诀及类方》
《医宗必读》
《医学心悟》
《证治汇补》
《医门法律》
《张氏医通》
《张聿青医案》
《临证指南医案》
《症因脉治》
《医学入门》
《先醒斋医学广笔记》
《温疫论》
《温热论》
《湿热论》
《串雅内外编》
《医醇賸义》
《时病论》

（二）外科

《外科精义》
《外科发挥》
《外科正宗》
《外科证治全生集》
《疡科心得集》

（三）妇科

《经效产宝》
《妇人大全良方》
《女科经纶》
《傅青主女科》
《竹林寺女科秘传》
《济阴纲目》
《女科辑要》

（四）儿科

《小儿药证直诀》
《活幼心书》
《幼科发挥》
《幼幼集成》

（五）眼科

《秘传眼科龙木论》
《审视瑶函》
《银海精微》
《目经大成》
《眼科金镜》

（六）耳鼻喉科

《重楼玉钥》
《口齿类要》
《喉科秘诀》

（七）针灸科

《针灸甲乙经》
《针灸资生经》
《针经摘英集》
《针灸大成》
《针灸聚英》

（八）骨伤科

《永类钤方》

《仙授理伤续断秘方》

《世医得效方》

《正体类要》

《伤科汇纂》

《厘正按摩要术》

（九）养生

《寿亲养老新书》

《遵生八笺》

《老老恒言》

五、方药类著作

《太平惠民和剂局方》

《医方考》

《本草原始》

《医方集解》

《本草备要》

《得配本草》

《成方切用》

《时方妙用》

《验方新编》

人民卫生出版社

2007年3月

序

中医药学是具有中国特色的生命科学，是科学与人文融合得比较好的学科，在人才培养方面，只要遵循中医药学自身发展的规律，只要把中医理论知识的深厚积淀与临床经验的活用有机的结合起来，就能培养出优秀的中医临床人才。

近百余年西学东渐，再加上当今市场经济价值取向的作用，使得一些中医师诊治疾病，常以西药打头阵，中药作陪衬，不论病情是否需要，一概是中药加西药。更有甚者不切脉、不辨证，凡遇炎症均以解毒消炎处理，如此失去了中医理论对诊疗实践的指导，则不可能培养出合格的中医临床人才。对此，中医学界许多有识之士颇感忧虑而痛心疾首。中医中药人才的培养，从国家社会的需求出发，应该在多种模式多个层面展开。当务之急是创造良好的育人环境。要倡导求真求异，学术民主的学风。国家中医药管理局设立了培育名医的研修项目，首先是参师襄诊，拜名师制订好读书计划，因人因材施教，务求实效。论其共性则需重视“悟性”的提高，医理与易理相通，重视易经相关理论的学习；还有文献学、逻辑学，生命科学原理与生物信息学等知识的学习运用。“悟性”主要体现在联系临床，提高思想思考思辩的能力，破解疑难病例获取疗效。再者是熟读一本临证案头书，研修项目精选的书目可以任选，作为读经典医籍研修晋阶保底的基本功。第二是诊疗环境，我建议城市与乡村、医院与诊所、病房与门诊可以兼顾，总以多临证多研讨为主。若参师三五位以上，年诊千例以上，必有上乘学问。第三是求真务实,"读经典做临床"关键在"做"字上苦下功夫,敢于置疑而后验证、诠释进而创新,诠证创新自然寓于继承之中。

中医治学当溯本求源,古为今用,继承是基础,创新是归宿,认真继承中医经典理论与临床诊疗经验,做到中医不能丢,进而才是中医现代化的实施。厚积薄发、厚今薄古为治学常理。所谓勤求古训、融汇新知,即是运用科学的临床思维方法,将理论与实践紧密联系,以显著的疗效、诠释、求证前贤的理论,寓继承之中求创新发展,从理论层面阐发古人前贤之未备,以推进中医学科的进步。

综观古往今来贤哲名医均是熟谙经典,勤于临证,发遑古义,创立新说者。通常所言的"学术思想"应是高层次的成就,是锲而不舍长期坚持"读经典做临床"在取得若干鲜活的诊疗经验的基础上,应是学术闪光点凝聚提炼出的精华。笔者以弘扬中医学学科的学术思想为己任而决不敢言自己有什么学术思想,因为学术思想一定要具备有创新思维与创新成果,当然是在继承为基础上的创新;学术思想必有理论内涵指导临床实践,能以提高防治水平;再者学术思想不应是一病一证一法一方的诊治经验与心得体会。如金元大家刘完素著有《素问玄机原病式》,自述"法之与术,悉出《内经》之玄机",于刻苦钻研运气学说之后,倡"六气皆从火化",阐发火热病证脉治,创立脏腑六气病机、玄府气液理论。其学术思想至今仍能指导温热、瘟疫的防治。非典型传染性肺炎(SARS)流行时,运用玄府气液理论分析证候病机,确立治则治法,遣药组方获取疗效,应对突发公共卫生事件造福群众。毋庸置疑刘完素是"读经典做临床"的楷模,而学习历史,凡成中医大家名师者基本如此,即使当今名医具有卓越学术思想者,亦无例外,因为经典医籍所提供的科学原理至今仍是维护健康防治疾病的准则,至今仍葆其青春,因此"读经典做临床"具有重要的现实意义。

值得指出,培养临床中坚骨干人才,造就学科领军人物是当务之急。在需要强化"读经典做临床"的同时,以唯物主义史观学习易经易道易图，与文、史、哲，逻辑学交叉渗透融合，提高“悟性”指导诊疗工作。面对新世纪东学西渐是另一股潮流，国外学者研究老聃、孔丘、朱熹、沈括之学，以应对技术高速发展与理论相对滞后的矛盾日趋突出的现状。譬如老聃是中国宇宙论的开拓者，惠施则注重宇宙中一般事物的观察。他解释宇宙为总包一切之“大一”与极微无内之“小一”构成，大而无外小而无内，大一寓有小一，小一中又涵有大一，两者相兼容而为用。如此见解不仅对中医学术研究具有指导作用，对宏观生物学与分子生物学的链接，纳入到系统复杂科学的领域至关重要。近日有学者撰文讨论自我感受的主观症状对医学的贡献和医师参照的意义；有学者从分子水平寻求直接调节整体功能的物质，而突破靶细胞的发病机制；有医生运用助阳化气，通利小便的方药能同时改善胃肠症状治疗幽门螺杆菌引起的胃炎，还有医生使用中成药治疗老年良性前列腺增生，运用非线性方法，优化观察指标，不把增生前列腺的直径作为惟一的“金”指标，用综合量表评价疗效而获得认许，这就是中医的思维，要坚定地走中国人自己的路。

人民卫生出版社为了落实国家中医药管理局设立的培育名医的研修项目，先从研修项目中精选70余种陆续刊行，为进一步扩大视野，续增的品种也是备受历代医家推崇的中医经典著作，为我们学习提供了便利条件，只要我们“博学之，审问之，慎思之，明辩之，笃行之”，就会学有所得、学有所长、学有所进、学有所成。治经典之学要落脚临床，实实在在去“做”，切忌坐而论道，应端正学风，尊重参师，教学相长，使自己成为中医界骨干人才。名医不是自封的，需要同行认可，而社会认可更为重要。让我们互相勉励，为中国中医名医战略实施取得实效多做有益的工作。

王永炎

2007年3月5日

导读

《厘正按摩要术》全书四卷，介绍了各种按摩手法、儿科推拿取穴和手法图说，以及内服、外敷药物疗法。书中所载“胸腹按摩法”，更为其他医书所鲜见。本书内容宏富，持论简要，是一部很有价值的小儿按摩专书。

一、《厘正按摩要术》与作者

《厘正按摩要术》作者张振鋆，原名醴泉，字筱衫，又字广文，号惕厉子。清末宝应（今江苏扬州）人，生卒不详。另著有《痧喉正义》、《鬻婴提要》等。《厘正按摩要术》为张氏代表著作，书成于清光绪十四年戊子（1888），又名《小儿按摩术》，系《述古斋医书》之一。因其极具实用价值，而几经刊刻。张氏亦被推为清代小儿外治之大家。

本书是在明·周于蕃《小儿推拿秘诀》一书基础上，进一步校订补辑而成，故冠以“厘正”。作者广泛征引有关文献，不仅在内容上有较大的增补，编次也更为条理系统。卷一辨证，包括四诊及按胸腹等儿科诊断法，尤重小儿望诊。卷二立法，包括按摩、推、运、掐、揉、搓、摇等各种按摩手法及其他外治法在内的28种方法；卷三取穴，包括十四经脉经穴图说及儿科推拿的各种取穴及手法图说29个；卷四列证，叙述惊风、疳疾等24类疾病的症候及推拿法。本书内容丰富，详于辨证、立法、取穴，图文并茂，且以手法见长，因此其临床参考价值很高。可以看作是光绪十四年前小儿推拿集大成的著作，是小儿推拿发展史的一座里程碑。

二、主要学术价值及对临床的指导意义

本书广取各家之长，并融合张氏本人对小儿推拿的见解，其中胸腹按诊、推拿八法、穴位推拿等沿用至今，有着显著的临床疗效，对临证具有重要的指导意义。其主要学术及对临床的指导意义主要有以下几个方面：

1. 重视小儿推拿

张氏指出“小儿不喜药，（按摩）于小儿最宜”，而“歧黄疗病之法，针灸而外，按摩继而尚之”，在充分肯定按摩的医学地位的同时，揭示了小儿推拿的易行方便及疗效佳的特点。

张氏在本书中不仅记载了按、摩、掐、揉、推、运、搓、摇等小儿按摩，还叙述了焠法、砭法、浴法、盦法、熨法等数种小儿外治之法。这数种小儿外治法均是通过必要的药物或器械作为媒介而施行的。

2. 强调辨证论治，集成胸腹按诊

在小儿疾病诊断方面，本书除了四诊常用的方法外，更集有胸腹按诊法。在《厘正按摩要术》中记载的按胸腹方法有38种，是中医按察胸腹内容之集锦，且内容都比较切合实际。如“胃之大络，名曰虚里，在左乳三寸下。其动微而不见，为不及，宗气内虚也，或动而应衣，为太过，宗气外泄也。若三四至一止、五六至一止，主有积聚也，若绝不至者危。经曰：虚里无动脉者死”。又如“平人膻中静者为佳。虚里者，脉之宗气也。视之不见，按之渐动，如应如不应者为吉。若胸中阳气衰，其动高逾乳，至中府、云门若凶。虚劳痨瘵逐日动高者，为无治”。再如“上中下三脘，以指抚之。平而无涩滞者，胃中平和而无宿滞也。按中脘，虽痞硬而不如石者，饮癖也”。“诊腹之要，以脐为先。人身之有脐，犹天之有北辰也，故名曰天枢，又曰神阙，是神气之穴，为保生之根。徐按之而有力，其气应

手者，内有神气之守也，若按之而气不应者，其守失常也”。

对于具体方法，内中亦有记载:“凡诊肾间之动气者，密排右二指，或左三指，以安脐间。和缓有力，一息二至，透脐充实者，肾气充也；一息五六至，属热，手下虚冷，其动沉微者，命门不足也；手下热燥不润，其动细数，上支中脘者，阴虚也；按之分散，一息一至者，为原气虚败之候”。诸如此类的按察胸腹法，至今仍为临床所常用。

3. 创“推拿八法”，立法详细

《厘正按摩要术》首次将小儿推拿常用手法归纳为小儿推拿八法，即：按、摩、掐、揉、推、运、搓、摇。至于拿法，仍和前人之观点相似，认为是诸种手法的统称。在清代成书的各小儿推拿专著中，都记载了上述小儿推拿的八种基本手法，并且还有许多丰富多彩、各具特色的复式手法。究其实质，多数复式操作法是基本手法结合具体操作部位或穴位的灵活运用。例如，黄蜂入洞，就是两手指端在小儿鼻孔下揉动几十次，是揉法的具体运用；退六腑，乃是用拇指螺纹面或桡侧缘在前臂六腑穴上做由上向下的直线推动，是推法的具体运用。所以在小儿推拿中，掌握这八种基本手法非常重要。只有这样，才能举一反三，触类旁通。临证时，才能胸有成竹，得心应手。

4. 取穴绘图，图示详尽

张氏曰:“欲求穴道，非图不明。”故本书图文兼备，列有《铜人》十四图、正身图、覆身图、阳掌阴掌图、足部图等，并有手法图示。书中对小儿手上的特定穴位，加以归纳整理，将以脏腑命名的穴位，均列于手五指掌面的一、二、三节，较前之著作更加明了。另外，增加了走马穴。有些穴位定位与以前的著作不同，如老龙穴，定位于足二趾巅等。

张氏对小儿穴位的整理使小儿穴位的记载更加完备，对小儿穴位史料的流传起着不可磨灭的作用，对今当今临床实践也具有重要的指导意义。

5. 内外治法结合治疗疾病

《厘正按摩要术》以手法外治见长，不事汤药，但据书中张氏见解并不泥于外治。如：痞疾证治结语中，张氏曰："《医宗金鉴》于痞证分列各名，方法俱在，勿拘于外治也"；又如：治疟疾之证，张氏曰："勿谓徒恃手法而不求方药也"。可见，张氏在对按摩的功用有深刻的认识的同时，不为推拿所制，治疗疾病，强调内外治法结合。张氏治病强调内外治结合的思想对临床治疗疾病有重要的指导意义。

三、如何学习应用《厘正按摩要术》

《厘正按摩要术》一书是在明·周于蕃《小儿推拿秘诀》一书基础上，经广泛征引有关文献，（如《医宗金鉴》等）进一步校订补辑而成，在内容上有较大的增补，并结合了著者的临证经验，对手法的描绘详细，图文并茂。在阅读和学习此书时，应注意以下几个方面：

1. 博爱无私的大医精神

医术在作为谋生手段之前应先是治病救人的手段，应以博爱无私的"仁心"对待。张氏在《厘正按摩要术叙》提到发现《小儿推拿要诀》后"余欣然借抄，意在推广流传，以救人命"，然而"家中人靳弗与，且曰：此秘方也，慎勿泄。"，最终"私取录焉"使本书得以流传。正是张氏救死扶伤的博爱无私的精神，才有其对当时和后世医学的巨大贡献。这一点颇值得学习和思考。

此外，书中还批判了当时市医不知遵经而以浅近菲薄视之的现象，对野叟老妇不明医理，而对小儿妄加医治，以致小儿夭亡表示伤心。对病患的同情和关心是医者必须的品质。

2. 重视小儿穴位图

本书取穴绘图示图详尽，小儿之穴位有异于成人，张氏之穴位图，侧重小儿穴位，其对小儿穴位的整理使小儿穴位的记载更加完备，对当今临床实践也具有重要的指导意义。临床上准确定穴进行推拿治疗有良好的临床疗效，如，独推天柱骨穴治疗小儿外感发热取得满意效果。临床研究表明张氏总结之穴位有着特殊的作用，如一窝风治疗咳嗽，外劳宫治疗腹痛等。

3. 证列详细，注意辨证论治

书中证列详细，介绍惊风、疳疾、鹅口疮等24种小儿常见病的辨证与按摩治法，通观各篇，均蕴含着作者“辨证论治”的思想，如治惊风证，张氏列惊风之八候，言疗惊必先豁痰，豁痰必先祛风，祛风必先解热，而解热又必辨风、寒、暑、湿、燥、火、外感之邪，必先辨之而后去之。再如疳疾，张氏分辨其有心疳，脾疳，肝疳，肾疳5种，其主张治疳汤药宜分经，针对疳疾证之身发热，张氏亦指出宜分别轻重虚实治之。张氏之所以临床疗效显著，得益于其辨证精当，无怪其姻愚弟王仪曰:“其辨证也，如扁鹊之视疾，症结皆见，其制方也，如鄂王之用兵，变化不测；遵是术也，天下无夭民也”。读者在阅读本书时，应重视学习书中的证型和辨证论治。

4. 取其精华去其糟粕

书中外治法部分内容（咒法、符录等）系受成书年代的科技文化水平所限，在无其他治疗手段时的心理安慰疗法，反映出人们克服病魔的愿望，于现代治疗并无实际意义，为保存此书原貌故不删改。读者应加以分辨，择精华，弃糟粕。

整理说明

《厘正按摩要术》，成书于清光绪十四年戊子（1888），因其极具实用价值，而几经刊刻。著者张振鋆，原名醴泉，字筱衫，又字广文，号惕厉子。清末宝应（今江苏扬州）人。主要著作还有《痧喉正义》、《鬻婴提要》等，《厘正按摩要术》为张氏代表著作。

一、此次点校，以1889年张氏述古斋医书刻本（光绪十五年己丑原刻本）为底本，用1894年兰州臬署刻本（光绪二十年甲午）为主校本，1922年上海千顷堂书局石印本为参校本。

二、校勘中，以本校、对校为主，他校为辅，慎用理校。凡底本与校本不一致之处，底本无明显错误者，或经考证是非难以判定者，或文义两通者，原则上不改动原文，仅出校记加以说明，以原貌示读者。凡属底本错讹、脱漏、衍文、倒文者，即在原文中直接改正，并出校记。

三、本次点校，将原书各卷卷首之目录，合并为总目，置于本书正文之前。原书目录与正文有出入者，以正文为准，不再出校记。

四、凡张氏所引古籍、文字，虽与原著有出入，但不悖文义、医理者，则均不校改；如错误明显者，方予校改，并出校记。

五、原书为繁体竖排，今改为简体横排。原书中某些术语之繁体字，改动后易产生歧义者，予以保留。

六、原书中异体字，除特殊情况外，均改为规范简体字，不出校记。

七、书中插图，系按照原书图形临摹而成。

述古斋医书叙

余耳筱衫名久矣。己丑七月，始邂逅于扬州。见其性情肫挚，气象蕴穆，望而知为非常之士，然固未尝知其能医也。庚寅春，余两子染疫殇，疫传几遍，移家江北，与筱杉结邻居。就筱衫医治皆痊，昕夕过从，谈论极洽，因得尽读其所著《述古斋医书三种》。语不矜奇，法皆师古，委曲详尽，缠绵悱恻。其辨证也，如扁鹊之视疾，症结皆见；其制方也，如鄂王之用兵，变化不测。遵是术也，天下无夭民矣。余既悲两儿之不能得筱衫以起其死，而又为天下之千万亿童幸也。

光绪庚寅闰二月

姻愚弟盱眙仪郑拜序

厘正按摩要术叙

按摩一法，北人常用之。曩在京师见直隶满州人，往往饮啖后，或小有不适，辄用此法，云能消胀懑，舒经络，亦却病之良方也。南人专以治小儿，名曰推拿。习是术者，不必皆医。每见版锓某某氏推拿惊科，悬诸市，故知医者略而不求，而妇人女子藉为啖饭地也。岁丁亥，自都中归，访张广文筱杉仁棣于城东。远近就医者户外屦满，室中医书数百卷，罗列纵横。为时时目涉者，案置抄本一，涂抹几遍，阅之，则《推拿要诀》也。云系丹徒张君属为厘订，将醵资刊刻，广惠婴孩。张君号心樵，名言礼，前寓湖西，距余不远，问在亲串家一识之。古道可风，孰知留心医学为活人传世计耶。昔人言：不为良相，必为良医。医之良，非法不可。夫长桑越人，世不再见，苟得古法，神而明之，即今之长桑越人也。余不知医，犹记五六龄时，先太孺人云：余生二岁，得慢惊症，置空室中，万无生望，村外兰若一老僧，清修梵行，兼习歧黄。邀之来，急以铅粉冰片油于左右手心，各擦四十九遍，病旋起。或即此术之遗意欤。今读是书，追思往训，不禁泫然。爰怂恿筱衫，速为校正，俾早流传，是役也。倡始则心樵，厘正则筱衫，孙君犊山任参校，曹君实卿、刘君恕堂司音释，周君兰坪、王君雨亭、韩君毅庵，并倡始者之哲嗣幼樵督镌刊。余既美二张之意，且乐诸君子相与有成焉。是为序。

时光绪戊子冬十一月

甘泉陈桂馨椒屿氏撰

厘正按摩要术叙

经曰：慓悍者，按而收之。又曰：摩之浴之。是按摩之法，亦古人所最重者。唐有按摩生专科，今之推拿，实其遗法。顾习之者，皆妇人女子，未能尽推纳动伸之妙耳。吾郡张筱衫先生，负济世之志，肆力于医，近得周氏推拿书二册，系张君心樵属为厘正者。遵而用之，应手辄效。于是订其紊乱，正其谬伪，芟其繁芜，文其鄙陋。更采先哲名言，外治良法，以附益之。辨证立法，考穴绘图，井井有条，粲然大备。诚活人之要术，保幼之新书也。越人云：人之所患患病多，医之所患患道少。医者得此书而习之，可免道少之讥。推拿家得此正传，亦不致遗殃幼小。即是穷乡僻壤，有病无医，依法治疗均能取效。行见按摩所及，著手生春。将使轩岐古法，复行于今，岂徒为周氏之功臣已哉。

光绪十有四年戊子冬十二月

江都孙凤翔犊山谨识

厘正按摩要术叙

昔黄农尝百草，立方书，著《灵枢》、《素问》诸经，益盖欲布之天下，传之后世，俾人人晓其法，疗其病，以救人之命也，曷尝居为奇货，而私为不传之秘哉！余素不知医，长男孝德生甫三龄，得痞疾，愈医愈危，佥以为无生理，因闻黄帝有按摩法，于小儿尤宜，尝欲求其说不可得。适族鄰中有善其术者，经按摩者三更衣得黑矢，由是告痊，如此者甚夥。以故羡其术而惜其秘。不料天夺之魄，命与术俱绝。后因事寓其家，见架上有《小儿推拿要诀》，翻阅一过，乃知推拿者，即按摩之异名也。余欣然借抄，意在推广流传，以救人命。家中人靳弗与，且曰：此秘方也，慎毋泄。余弗获已，因仿萧翼赚兰亭，桓元窍发画厨之意，私取录焉。存于家廿有余年，屡质之诸医家，咸茫然莫得其端绪。宝应张广文筱衫先生，乐善不倦，仁闻素昭，身服膺《灵枢》、《素问》诸经，又尝博览方书，于此道三折肱矣。故每治一证，必审慎周详；每出一方，辄回生起死。谆谆以施济为念，以视人命如儿戏为戒。余心折久之，特出视此书，筱衫亦欣然色喜。力肩欹劂之任，特为之删其繁芜，祛其踳驳，分门别类，井井有条，冠以凡例，绘厥原图，且博采群书而附会之，令人一目了然。无论知医不知医，皆能按图治疾而无所遗误。今而后，布之天下，传之后世，得以起沉疴登仁寿者，皆筱衫广文之功。种福无量，种德无涯，而余数十年未遂之愿，至垂老而获睹其成，未始非三生之厚幸也。刻既竣，爰叙其颠末，并志感激钦佩之忱，是为序。

光绪十有四年岁次戊子仲冬月

丹徒张言礼心樵撰

厘正按摩要术叙

岐黄疗病之法，针灸而外，按摩继之尚矣。后世失其传而易为推拿之说。每见野叟老妪，不知经络为何，穴道为何，表里寒热虚实病证为何，温清补泻汗吐下和治法为何，而概以随手推抹，名曰抹惊。或妄灌以自制丸散，以致小儿夭枉无算，恻然心伤。窃念小儿脏腑柔脆，一触风寒暑湿燥火之气，或痰滞，或食积，最易惊厥，是为急惊，吴鞠通所谓客忤痉也。其重者有慢惊一证，应如何辨证，如何治法，此余所惴惴焉不克胜任者。方脉一科，望闻问切，秦越人谓为圣神工巧。前贤临证，所重在问。苏内翰东坡云：我有病状，必尽情告医，我求病愈耳，岂以困医为事哉？脉理深邃，变幻多端，按二十七部脉，即以定千变万化之证，谈何容易。且仲师有从脉不从证，从证不从脉之论，尤须有灵机活法，今昔所慨以为难也。况小儿昔称哑科，脉无可切，证无可问，即仅以望闻得之，神圣之事，岂末俗庸流所能望其项背者。然辨证虽难，而又不得不辨，辨而后又不得不设法以治也。国初龚云林《推拿全书》，图注不明，无门可入。夏禹铸《幼科铁镜》亦略有可采，亟亟焉求按摩之术而未获者。京江张心樵先生，抱利济之怀，溷迹廛市，搜采方书。因见族弟地山善推拿，立起沉疴，始则婴儿，继而男妇，治无不效，秘其术不一传，既羡之而又恶之。羡其术之精，恶其术之吝也。不幸干造物之忌，地山遂殁。先生托族谊，寓其家，遍翻架上书，得《推拿秘诀》二册，归而录之。藏二十年，以待识者厘订，传世兼济世也。丁亥夏，以所录者谆谆属余任是役。自首至末凡五阅，始悉此书乃明万历楚人周于蕃所著《推拿要诀》，付梓者三，但次序错乱，辞语鄙陋。传曰：言之无文，行而不远，以故坊间不多见，原本浸失，只留抄本于先生之族。因以善其术，先生年七十矣，促余蒇其事，以偿其愿。余不敢辞，乃于重复者汰之，繁芜者删之，颠倒者理之，俚俗者易之，更博采旁搜，附会以明之。颜曰《厘正按摩要术》，一志其原，一补其阙也。编次以辨证为先，立法为后。历半载而就，以应先生之命，且以见先生慈惠居心。《书》曰：惠迪吉。《易》曰：积善余庆。为先生操左券焉，谨志其颠末如此。

时维光绪十四年戊子冬月

宝应惕厉子张振鋆原名醴泉筱杉题于邗上旅次

厘正按摩要术凡例

——辨证宜先也。先哲言：用药不难，辨证为难，在小儿尤难。小儿辨证须觇神气，审形色，诊面，察眼、耳、唇、齿、鼻准，验舌苔，诊指纹，察手足，听声，按胸腹，询溲便，候脉。

——立法宜详也。首按摩，继以掐、揉、推、运、搓、摇，合为八法。又立汗、吐、下三法。凡针、灸、砭、淬、浴、盦诸法之尽善者，一并采入。另附集成外治九法，惕厉子自制一法。

——取穴宜绘图也。按摩、针灸、砭淬等法，均系讲明穴道，丝毫不差。欲求穴道，非图不明。先辈以取穴难于诊脉，特列《铜人》十四图于前，其后正身图、覆身图、阳掌图、阴掌图、足部图。所载穴名亦有《铜人》所未备者外，头面、耳目、手脉、指纹、舌苔以及按摩手法各图，一一绘列。

——证治宜备载也。应用各法条例详细，小儿最易惊风，故首列惊风。其余小儿应有之证，亦附于后。

——鬻婴有法也。集先贤诸家之说，汇为一卷，以缀于后，俾育婴孩者，防患于未然。

——是书本之周于蕃，其阐发宣明处，博采群书，广搜古训，所辑各说，倍于周氏。其或参以己见者，则注惕厉子以示区别。

——是书专以手法外治见长，不事汤药，洵有功于婴儿者。村妪野叟取而习之，得其真传，庶无误治之虞。

——是书广惠婴孩，刊者将秘传之术以公诸世，务期家置一编，按图取穴，施治极易。庶于活人之术，不无小补云尔。

——是书以家藏秘传之法，宣发阐明，醵赀刊刻，嗣后即有《痧喉正义》一卷、《痘疹辨证录》四卷续出问世。

——首卷辨证，有说有图，仿望闻问切以分次序，所采群书，每条旁注姓氏，或著书名，以明来历，每篇后系以案语。

——是书以按摩著名，故二卷首列按摩，余法均附于后，俾免喧宾夺主之讥。

——是书分句处用“。”，紧要处用连“。”，醒目处用连“、”，总期一目了然。

宝应惕厉子张振鋆原名醴泉筱衫谨志

目录

厘正按摩要术卷一

宝应　惕厉子张振鋆原名醴泉筱衫纂辑
丹徒　张　质幼樵校刊
江都　韩广宏毅庵校刊

辨　　证

觇　神　气

神有余则笑不休，神不足则悲。气有余则喘咳上气，不足则息利少气。《素问》

形气相得者生。《素问》

小儿识语通敏过人者多夭，稍费人雕琢者寿。《千金方》

凡人问寿在神，未有神不足而不夭者。神宜藏不宜露，神宜和不宜滞，神宜清不宜枯，神宜发扬不宜轻佻，神宜安静不宜浮动。《达摩》

气聚则生，气散则死。朱文公

胎禀虚怯，神气不足，目无精光，面白颅解，此皆难育。虽育不寿。《小儿直诀》

凡小儿专爱一人怀抱，见他人则避之，此神怯弱也。万密斋

经曰：气至色不至者生。又曰：色至气不至者死。谓其有气无色，虽病不凶；有色无气，无病亦亡。喻嘉言

人之五官百骸，赅而存者，神居之耳。色者，神之旗也。神旺则色旺，神衰则色衰，神藏则色藏，神露则色露。喻嘉言

察色之妙，全在察神。血以养气，气以养神。失睡之人，神有饥色；丧亡之子，神有呆色。气索则神失所养耳。喻嘉言

胃之支脉上络于心，才有壅闭，即堵其神气出入之窍，故不识人。赵以德

独语如见鬼状，则心主之神气虚，而病合于少阴也。少阴之神机枢转，时出时入，废则神气昏愦而不识人。张隐庵

凡病者，气急不续，则气已散。自汗如雨，气随汗散；大吐大利，气随吐利而散。遗尿、呕血、脱精，气亦随之而散。气者，阳也。气散则由阳而入阴，为将亡之候。林珮琴

凡人将死，喉间痰响有声，以为痰涎闭窒而致气尽者误，实则真气已离，痰随气浮而有声也。林珮琴

小儿病，神气清明，虽重可救；神气昏愦，病虽轻必有仓促之变。许宣治

人之五脏，内蕴精气，上华于面。色固由气而著

者，然隐然含于皮之内者为气，显然彰于皮之外者为色，色外而气内，外有迹而内无迹也。心法注

凡病至神明失守而声嘶者，为五脏已夺，主无治。《大全》

小儿五体以头为尊，一面惟神可恃。精神明快者吉，精神昏愦者凶。陈飞霞

神气为一身之主，神清气爽，神完气足，主清吉。神夺气移，神疲气浊，主夭亡。惕厉子

寒则神清，热则神昏。实则神有余，虚则神不足。惕厉子

寒盛者气必静，热盛者气必粗。虚则气歉，实则气壮。惕厉子

口鼻气粗，疾出疾入者，外感邪有余也。口鼻气微，徐出徐入者，内伤气不足也。惕厉子

按：证有表里虚实寒热。在大人且不易辨，小儿尤难。夏禹铸有审苗窍之法，陈飞霞因之。以为脏腑有疾，无可揣度，乃由内而达于外者为苗窍。苗窍者，脏腑之外著也。苗窍有迹可审，而神气乃无迹之迹，尤不可不审。所期思命者善觇神气，内伤外感从此辨，死生亦从此决，方足以称良工。惕厉子

审形色

经曰：左右者，阴阳之道路也。人生之气，阳从左升，阴从右降，故以左颊配肝，右颊配肺。《周易》以南离北坎定水火之位，故以心配离火，属于天庭；肾配

坎水，处于地角。《内经》以鼻为面王，以其位居至中，内通呼吸，生死赖之。脾属土，土处中宫，故鼻属脾也。陈飞霞

青为肝色、赤为心色，黄为脾色，白为肺色，黑为肾色。如面青，主惊风之证，又主痛；面赤，主火热；面黄，主伤脾伤食；面白，主虚寒；面黑，主痛，多恶候。总之，五色明显为新病，证属轻；晦浊为久病，证属重。《四诊心法》

脾病色黄，正色也。见红色，是火能生土，故为顺。若见青色，乃木来克土，为逆也。《心法》

肝病色青，正色也。见黑色，是水能生木，故为顺。若见白色，乃金来克木，为逆也。《心法》

肺病色白，正色也。见黄色，是土能生金，故为顺。若见赤色，乃火来克金，为逆也。《心法》

心病色赤，正色也。见青色，是木能生火，故为顺。若见黑色，乃水来克火，为逆也。《心法》

肾病色黑，正色也。见白色，是金能生水，故为顺。若见黄色，乃土来克水，为逆也。《四诊心法》

小儿面部气色，为十二经总见之处。气血充实，面部色相生者，病易治。若久病气血虚弱，遇部色相克，则正气不充。为难治。《心法》

天庭青暗，主惊风。红主内热，黑则无治。太阳青，主惊风。印堂青，主惊泻。风池在眉下，气池在眼下，青主惊风，紫主吐逆。左颊赤主肝经有热，右颊赤

主肺热痰盛。承浆青主惊，黄主吐，黑主抽搐。《集成》

日角在左颊，犹日之东升，一经青色遮掩，为木蔽阳光，有病为最危，太阳在左右两额，为众阳之宗，属火旺夏，气色宜红，如黑色掩映，为水克火之象，无治。《心法》

泻痢者，面不宜赤，咳嗽者，色不宜青。感风寒则面有火光；伤积滞则色滞萎黄。气弱者，囟门低陷，血衰者，头发枯焦。《集成》

凡病者，面青脉弦，面赤脉洪，面白脉浮，面黄脉缓，面黑脉沉，此色脉相合为无病。一经相反，如面青则脉浮，为克色，主死。脉沉为生色，主生之类。《心法》

黄赤色为阳，故为病主风、主热；青白黑色为阴，故为病主寒、主痛。晃白者，浅淡白色也，主失血。否则心不生血，故其色不荣。微黑者，浅淡黑色，肾病水寒也。痿黄者，浅淡黄色，诸虚见病也。两颧有深红色者，主阴火上乘，虚损之疾也。《心法》

凡人天庭有黑色，两颧有赤色，皆大如拇指，或成块成条者，水火相射，主卒死。抑或唇面青黑，以及五官忽起黑色，或有白色如傅粉之状，皆无治。《四诊心法》

春木旺，色宜青。青欲如苍璧之泽，不欲如蓝。如当春而白，则为金克木。《心法》

夏火旺，色宜赤。赤欲如帛裹朱，不欲如赭。如当夏而黑，则为水克火。《心法》

秋金旺，色宜白。白欲如鹅羽，不欲如盐。如当秋而赤，则为火克金。《心法》

冬水旺，色宜黑。黑欲重漆，不欲如炭。如当冬而黄，则为土克金。《心法》

四时以黄为正色。但黄欲如罗裹雄黄，不欲如黄土。《心法》

病者以面黄目青，面黄目白，面黄目黑，皆主生。但青如草滋，白如枯骨，黑如煤者死。《大全》

凡面赤目黄，面赤目青，面赤目白而病者，不治。《大全》

凡病面黑目青，面黑目白，面黑唇青，面黑两胁下满，不能转反者死。《大全》

凡以面青目白，面青目黄，面青唇黑，在病者为无治。《大全》

凡病以面白目黑及面无精采者，主无治。《大全》

初病外感，不妨滞浊，久病切忌鲜妍。惟黄色见于面目，既不枯槁，又不浮泽，为欲愈之候。陈修园

凡病，面青者死，面晦黑者死。《大全》

乍白乍黄，疳积连绵；又赤又青，风邪紧急。万密斋

面目虚浮，定痛胀而气喘；眉毛频蹙，必腹痛而多啼。风池气池如黄土，则为伤脾。左颊、右颊似青黛，即成客忤。《集成》

口频撮而脾虚，舌长伸而心热。万密斋

小儿前囟门禀母血，后囟门含父精。前后囟门充实者主寿，前后囟门空虚者主夭。《集成》

凡儿口大鼻端，眉清目秀，五岳相朝，部位相等者

主福寿。

若口小鼻㖞，眉心皱促者，虽无病而终夭也。《集成》

汉张仲景见王仲宣曰：君有病当眉落，半年而死，令服五石汤可免。仲宣不信，后果如其言。美哉！仲圣之候色也。《后汉书》

凡青紫之筋散见于面者，多病风热。陈飞霞

面赤主热。然阴盛格阳，面赤而脉沉细者，是为戴阳，法当温之。周于蕃

面多白点者虫积，面黄不润多蟹爪纹者亦虫积。周于蕃

面黄不一者，食积。面黄而光滑者，湿热及痰饮蓄血。面黄而枯暗者，寒湿食积，面黄而黑者脾胃衰。周于蕃

面白者气虚。面白无神者，或病后、或脱血、或多汗也。周于蕃

按：审色本自《素问》区辨綦详。《金匮》独论于篇首，是色诊为司命所必习者。博采古人之说，参阅今人之证，庶期一望而知，乃足以操活人之术。不为良相而为良医，所愿习岐黄之业者交相劝勉。篇内所载天庭、印堂、风池、气池、太阳、方广、两颧、两颊、两额、五岳、日月角、风门、囟门、地角、承浆诸处，则于诊面篇有图在。惕厉子

诊　面

小儿半岁后有病，以名、中、食三指，曲按额前眉

上发际之下。若三指俱热，是感受风邪。鼻塞气粗，三指俱冷，是感受风寒，脏冷吐泻。若食、中指二指热，是上热下冷。无名、中二指热，是夹之候。食指热，是胸膈气满，乳食不消。《兰台轨范》

按：三指诊面法，历载简编。但其说有应有不应，务须参以别法，以求确当。缘操是术者，性命攸关，非苟焉已也。仲师曰：委付凡医，恣其所措，为天下后世庸工者戒。惕厉子

面图绘下：

全　面　图

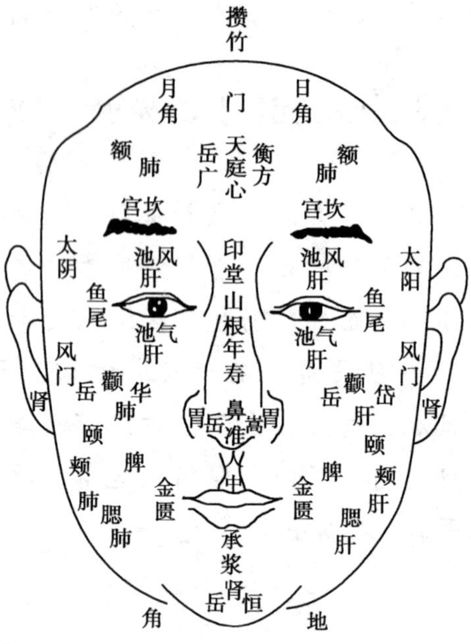

察眼

目乃肝之窍。勇视而睛转者风也，直视而睛不转者肝气将绝也。夏禹铸

目之窍，五脏所属。黑珠属肝，纯见黄色，凶证也。白珠属肺，现青色，肝风侮肺也。淡黄色，脾有积滞也。老黄色，湿热内蕴也。瞳仁属肾，无光彩又兼发黄，肾气虚也。大角属大肠，破烂，肺有风也。小角属小肠，破烂，心有热也。上胞属脾，肿则脾伤也。下胞属胃，色青者，胃有风也。上下眼胞皆肿者，脾经风热也。睡而露睛者，脾胃虚寒所致也。夏禹铸

小儿目连眨者，肝有风也。凡病或新或久，肝风入目，如风吹，儿不能任，故连眨。夏禹铸

小儿目无精光，及白睛多而黑睛少者。肝肾不足也。《大全》

心主赤，目赤甚者，心实热也；赤微者，心虚热也。肝主青，目青甚者，肝热也；淡青者，肝虚也。脾主黄，目黄甚者，脾热也；淡黄者，脾虚也。《集成》

眼眶黑，主内有痰饮。眼眶青，主生惊厥。《大全》

目神短促而无光，瞻视无力而昏暗者，主病夭。目瞪者，膀胱绝也，或有痰涎内扰致之。若目睛稍定，暂时转动者亦属痰。《大全》

目属肝，肝气实则眵干硬，肝气虚则眵胶粘。寒伤肝则泪冷，热伤肝则泪热。惕厉子

赤脉贯瞳，火乘水位，治宜泻心补肾。《指南》

凡病者，两目眦有黄色起者，其病方愈。《集成》

目色赤者心实热，淡红者心虚热；青者肝实热，淡青者肝虚热。黄者脾实热，微黄者脾虚热。白而混者肺实热。目无精光者肾虚也。钱仲阳

惊痫发搐，男则目左视无声，右视有声；女则目右视无声，左视有声。相胜故也。钱仲阳

凡病者至危时，必察两目。故经曰：视其目色以知病之存亡也。《世补斋》

仲圣云：目中不了了，睛不和。睛不和者，神昏如醉也。无表里证，大便难身微热者，此为实也，宜急下之。经云：热病目不明，热不已者死。《世补斋》

小儿眼睛珠黑光满轮者主寿，虽有疾病亦易愈。若白珠多而黑珠昏蒙、睛珠或黄或小者，主灾患。《集成》

小儿目直视者热，白膜遮睛者成疳。其病时或目开不合，或目合不开，或哭而无泪，或不哭而泪出者，为肝绝。《集成》

开目见人者属阳，闭目不欲见人者属阴。《大全》

目忽不明者，脱阴脱血也。目睛定而不转者，危候也。周于蕃

按：经云：肝开窍于目，人之有目，犹天之有日也。天有日则阳光普照，人有目则精光外发，由中形外，目其最著者。分而言之，则目专属肝；统而言之，则脏腑皆系于目。六淫感于外，七情伤于内，脏腑病无

不见于目。诊目一法，亦司命所切要者尔。惕厉子

目图绘下：

全　目　图

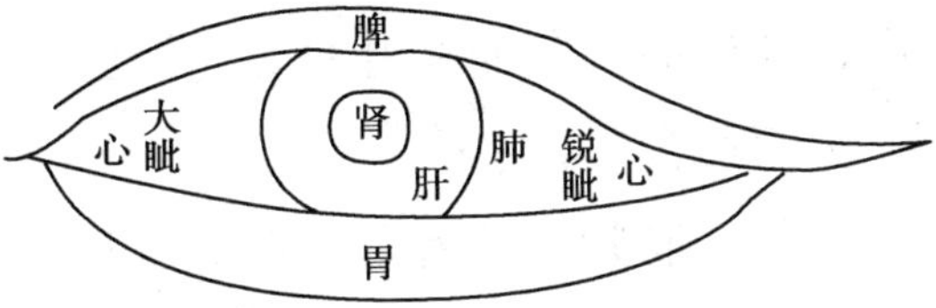

锐眦即小眦，属心与小肠。上下胞属脾胃。瞳人属肾。黑珠属肝。白珠属肺。内眦即大眦，亦属心

察　　耳

两耳时红时热者，主外感风热。《集成》

两耳尖发冷者，主发痘疹。《集成》

风门在耳前，少阳经所主。色黑则为寒为疝，色青则为燥为风。《集成》

耳上属心。凡出痘时，宜色红而热。若色黑与白而冷，其筋纹如梅花品字样，或串字样，从耳皮上出者，皆逆也。《大全》

耳下属肾。凡出痘时，其色宜红紫带冷，不宜淡黄壮热。如筋纹如梅花品字样为顺，若如蚤咬芝麻之形者，为险逆难治之候。《大全》

耳后耳里属肺。凡出痘时，其色宜淡白带温，不宜红紫壮热。如见茱萸形，或灯火烧烙之样为逆。《大全》

耳后耳外属肝。凡出痘时，其色宜青带温，不宜淡

白冰冷。稀疏者吉，稠密者凶。《大全》

耳后中间属脾。凡出痘时，宜苍黄温和，不宜青色壮热。稀疏如黄蜡色者吉，稠密如蚁色带青者凶。《大全》

凡出痘，耳后筋三条而枝叶多，色淡红者吉。系心经发痘，主头面稀少。《大全》

凡出痘，耳后筋紫赤色者，主肝经发痘，而急出者凶。《大全》

凡出痘，耳后筋苍黄者，或筋头大而根转小，系脾经发痘，主头面胸腹必稀。《大全》

凡出痘，耳后筋淡而色白者，枝叶繁乱，系肺经发痘。出如蚕种，主痒塌极凶之兆，三五日必亡。《大全》

凡出痘，耳筋色黑枝叶多者，系肾经发痘。主黑陷伏毒，九朝十朝内必死。《大全》

凡发热，耳筋出现紫黑赤白皆凶。耳上凉者吉，耳下凉者凶。耳后青筋起，主瘛疭。《大全》

耳色枯焦，主肾涸证危。《集成》

两耳后黑筋，横过发际，主脐下疼，肾气痛。《集成》

凡看小儿潮热之际，以两耳辨其五色为验，便知生死轻重之分。《大全》

耳上起青筋者主肝风。耳聋发狂者阳虚病。周于蕃

耳痛、耳肿、耳聋者，皆主胆病。周于蕃

按：耳背上、中、下分五脏。邵公治痘称为秘法，

乃识者以穿凿讥之，未为无见。回忆幼时聆先君之训曰：兴化有顾先生者，其面麻，群以顾大麻呼之。取佾生者三，卒未补博士弟子员。治痘有神术，惟酷暑严寒，不起之证百中一二。其生平辄自负曰：痘无死证。顾公麻，顾公洵三折肱矣。今春痘疫流行，夭枉甚多。总由寒热虚实，莫能确辨，亦婴孩一劫也。嗣有《痘疹辨证录》四卷，续刻问世，求海内诸方家惠书赐教，幸甚盼甚。是篇察耳，耳虽为肾窍，而五脏所结，系于耳者居多。外感则或冷或热，内伤则或暗或滞。善诊面色者，神明而熟察之，亦辨证要法也。若徒取以辨痘证则拘矣。惕厉子

耳图绘上：

耳　背　图

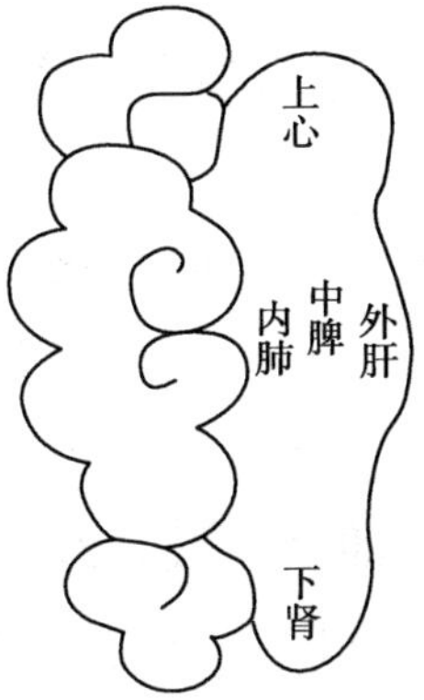

耳珠属肾，耳轮属脾，
耳上轮属心，耳皮肉属肺，
耳背玉楼属肝

察唇口

经曰：中央黄色，入通于脾，开窍于口。脾败而见鱼口，则啼不出声。《集成》

肺主气，发于声出于口为言，肺绝，故声如鸦声也。《集成》

唇属脾，红紫热也，又主虫啮积痛。淡白虚也，又主吐涎呕逆诸失血证。黑者，脾将绝也，主无治。顾练江

唇红而吐，胃热也，唇白而吐，胃虚也。唇色平常而吐，作伤胃论。《指南》

人中青，主不食，大便难通。《大全》

唇蹇而缩，不能盖齿者，脾绝也，口角流涎者，脾冷也。《大全》

凡病者，人中平满为唇反。唇反者，肉先死。顾练江

凡唇口肿赤而齿焦者，是热极。唇燥裂者亦热。顾练江

凡唇口青黑者是寒极，唇黄者主脾受积热。顾练江

小儿唇红如丹，即发渴候，红甚焦黑则危。《折衷》

上唇生疮，虫食其脏；下唇生疮，虫食其肛。《伤寒》狐惑证

口甜，是肝热脾湿，胃有痰滞也。口咸，是肾水上泛，肾热也。口淡，胃热也。口辛，肺热也。口臭，胃

热也。口苦是心热又或胆热也。口酸，肝热也，又或脾胃气弱，木乘土位所致也。顾练江

口干，脾热也。口燥，胃家热极也。顾练江

口有血腥味者胃热。口不知食味者津液伤。惕厉子

唇口生疮，声哑者虫积。唇紫者亦虫积。惕厉子

唇燥舌干者脾热，唇焦赤者脾热，唇燥裂者亦脾热。周于蕃

小儿口如鱼嘴尖起者死，口中气出不返者死，环口黧黑者死。周于蕃

口张脚肿脉绝者，五日死。口中不仁者，外感。口燥齿干形脱者，不治。周于蕃

按：经脉篇：脉不营则肌肉软，肌肉软则舌萎。人中满，人中满，则唇反。《难经·二十四难》曰：口唇者，肌肉之本也。脉不营则肌肉不滑泽，肌肉不滑泽则肉满，肉满则唇反，唇反则肉先死。甲日笃，乙日死。徐灵胎注：满，浮肿也。肉肿则唇亦肿，而反出于外也。藏象论：脾，其华在唇。唇色不一，虚实寒热从此分，死生亦从此决，辨证者可忽乎哉。惕厉子

察　　齿

齿为肾之表，舌为心之苗。心气散，则舌出不收；肾气绝则齿忽啮人。心肾俱绝，则阴阳相离。《集成》

凡小儿生而有齿者大凶。主伤父母，否则必自伤。

陈飞霞

凡病者齿燥无津，主阳明热病。若舌上焦黑无垢，主十三日死。顾练澄

齿为肾之余，龈为胃之络。小儿病，看舌后亦须验齿。叶天士

热邪耗肾液者，齿色必黄。黄如酱瓣，宜救肾。叶天士

热邪耗胃津者，齿色必紫。紫如干漆，宜安胃。叶天士

齿光燥如石者，胃热也。枯骨色者，肾液枯也。若上半截润者，是水不上承，为心火上炎也。叶天士

咬牙啮齿者，湿热化风为痉病。但咬不啮者，热甚而牙关紧急也。周于蕃

齿垢由肾热蒸胃浊气所结。其色如灰糕，则枯败而津气俱亡，肾胃两竭，为无治。叶天士

齿缝流血者，胃火冲击则痛，如不痛则出于牙根，肾火上炎也。叶天士

齿焦者肾水枯，无垢则胃液竭，有垢则火虽盛，而液尚未竭也。叶天士

龂者，眠睡而齿相磨切也。血气既虚，而风邪又客于牙车筋脉之间，故睡后而邪动，引其筋脉，故上下齿磨切有声，谓之龂齿。《兰台轨范》

齿如热者，病难治。顾练澄

女子七岁，肾气盛，齿更。易也，齿落而更易也。三

七，肾气平均，故真牙生而长极。真牙者，俗所谓尽头牙也。男子八岁，肾气实，齿更。三八，真牙生。五八齿槁。八八，则齿发去。《素问》齿或生或去，皆由肾气盛衰为之。惕厉子

按：齿为骨。骨者，肾之余也。上齿龈为足阳明胃络，下齿龈为手阳明大肠络，载在《内经》。后人以上四门牙属心，下四门牙属肾，左右二侧牙，上属胃，下属脾。其余在左之上者属胆，下者属肝；右之上者属大肠，下者属肺，终不免牵合之弊。叶香岩于诊舌后，必须验齿，以齿辨证论热病者居多。齿属肾，肾属水，火极而即以灼水也。惕厉子

察鼻准

年寿在鼻梁，为气之门户。赤光外侵，肺已受伤，则气不流行，血必凝滞，有脓血之证。《集成》

山根为足阳明胃之脉络。小儿乳食过度，胃气抑郁，则青黑之纹横截于山根，主生灾。《集成》

鼻孔为肺窍，干燥，热也；流清涕，寒也；流浊涕，热也。鼻准属脾，红燥，脾热也；惨黄，脾败也。夏禹铸

鼻色青，主吐乳，又主腹中痛，肢冷者死。《集成》

鼻色微黑者，痰饮水气，又主房劳。鲜红者留饮，紫暗者时病。鼻色黄者，主痰饮湿热，胸中寒。白者气虚，又主亡血。《集成》

鼻色燥黑如煤烟者，阳毒热极也。若鼻孔黑润出冷

气者，为阴毒冷极。鼻上汗出如雨者，心胃病。周于蕃

鼻孔扇张，以及出气多，入气少者，皆无治。《大全》

无病人忽现黑色于耳、目、口、鼻边者，主凶。周于蕃

喷嚏者，感于风也。若欲喷而不能者为寒。周于蕃

鼻鼾难言者风温；鼻鸣干燥者伤风。周于蕃

鼻色赤者主肺热，又主风热。设微赤非时者死。《金匮》

鼻色青为痛，色黑为劳，色赤为风，色黄者便难。《金匮》

病人鼻尖、山根明亮，目眦黄者，病欲愈。周于蕃

《灵枢》曰：明堂者，鼻也。明堂广大者寿，小者殆。若明堂虽小，与面部相称者，亦寿。《经络全书》

鼻痛者风火。鼻色黄黑而亮者，小腹两胁痛及蓄血。鼻尖青黄色者为淋。周于蕃

鼻扇有虚实新久之分，不可概言肺绝。若初病即鼻扇，多有邪热风火，壅塞肺气使然；若久病鼻扇喘汗为肺绝。林慎庵

按：是卷以辨证为主，分为十五篇。每篇所载，不过平日记诵之书，逐一翻阅，随翻随缮，不分类次。其原本措词，或有未协之处，间易一二，以求明显。刻因梓人索稿甚急，无暇搜罗，是篇采集无多，阅者谅之。惕厉子

验　舌　苔

经曰：舌为心窍。舌根属肾，舌中属脾胃，舌左属肝，舌右属肺[①]，舌尖属心。又舌尖主上焦，舌中主中焦，舌根主下焦。绘图于后。林珮琴

舌苔如地上初生之草，草必有根，无根者为浮垢，刮之即去。地如秽浊，草必畅茂。邪气入胃，苔必厚腻。故以舌苔验病之虚实寒热，邪之浅深轻重。《温热经纬》

舌上无苔为在表，鲜红为火，淡白为寒。指无苔言。若有白苔为半表半里，黄苔为在里，黑苔病入少阴，主危险。陈修园

温邪舌白而燥者，肺阴亡也。舌白如粉者，热据上焦也。白苔在杂证，是胃中积滞。白苔在温证，亦属积滞，定属热邪，一二日变成黄黑矣。舌白而干者多谵语，舌白而尖渐红，口渐燥者皆属热。《温热经纬》

舌白为寒，如白而不燥，须问其口中和否。如口中自觉粘腻，湿渐化热；口苦而渴者，邪已化热，或渴喜热饮，邪虽化热而痰饮内盛也。《温热经纬》

舌白属气，主病在气分，则白苔不必尽属于寒也。《温热经纬》

---

① 肺　原误作“脾”，据文义及“全舌图”改。

舌苔白厚而干燥者，胃燥气伤也。舌白而薄者，外感风寒也。若白薄而干者，肺津伤也。《温热经纬》

白苔粘腻，吐涎沫而浊厚者，口必甜味也，为脾瘅病。湿热之气与谷气相博，土有余也。盈满则上泛，宜芳香辛散以逐之。苔白如碱者，胃中宿滞，秽浊郁伏，急宜开泄。叶天士

白苔如积粉之厚，其秽浊重也。温疫病初入膜原，未归胃腑，急宜透解。叶天士

舌润如常而未生苔者邪在表，苔白而滑者邪入里。周于蕃

苔白而中黄者邪入胃，苔干白而中心黑者危。周于蕃

舌绛深红色也者，热入于营也。舌尖绛而干者，心营热炽也。舌中绛而干者，胃火热灼也。若望之似干，以手扪之，尚有津液，湿热熏蒸，浊痰蒙闭也。叶天士

舌初绛而兼黄白色者，气分邪尚未尽，纯绛鲜色者，病已入营也。绛而光亮者、胃阴亡也。绛而泽润者，虽属营热，实因有痰，故不干燥也。叶天士

舌绛而上有粘腻，似苔非苔者，中夹秽浊之气。舌绛而短，难于抵齿者，痰阻舌根，有内风也。叶天士

舌绛而光亮，胃阴亡也。舌绛而有碎点，或白或黄者，当生疳也。大红点者，热毒乘心也。叶天士

舌绛而无苔者，热伤血分。舌绛而谵语者，热入心

营。周于蕃

舌红者暑证，红极者温毒。舌红嫩如新，望之润而扪之干者，妄行汗下，津液竭也。周于蕃

舌底绛而面有白苔者，湿热遏伏也。舌绛而干缩者，肾阴竭也。周于蕃

舌绛而紫，紫而暗，潮湿不干，内有瘀血。若晦而干者，精血已枯，邪热乘之，总由肾色黑，肝色青，青黑相合而见于舌。变化紫晦，为肾肝色泛，多无治。王孟英

舌黄主热，为邪以入里。或淡黄，或老黄，如沉香色，或中有断纹者主热。叶天士

湿邪变证最速，舌色一黄，顷刻即成灰黑，以其火中夹风也。天下至速者，莫如风火。火就燥，口渴舌干，皆热邪横肆，弥漫三焦也。周于蕃

苔黄而厚腻者，热据中焦也。苔黄而或兼白者，热滞胃脘也。周于蕃

舌苔黄而滑者热尚轻，苔黄而干者热已盛，苔中黄而两边白者邪入里。周于蕃

苔黄而带灰色者胃热，苔黄而带黑色者危。周于蕃

苔黑有虚实寒热黑而燥者为热，黑而润者为寒。王孟英

阳虚而舌黑者，润而不燥，或无苔而如烟煤者，是肾水来乘心火。王孟英

阴虚而舌黑者，不甚燥，不甚渴。其舌赤，或舌中

黑而无苔垢，舌本枯而不甚赤，宜壮水滋阴。《温热经纬》

舌中无苔，而舌根有黑苔干燥者，热在下焦也。《温热经纬》

舌本无苔，惟尖黑而燥，为心火自焚，不可救药。《温热经纬》

苔黑而滑者，水来克火，为虚寒证。当温之。若见短缩，肾气竭也。《温热篇》

舌黑而燥者，津枯火炽也，宜泻南补北。若燥而中心厚者，土燥水竭，以咸苦下之。《温热篇》

舌黑而润者，外无险恶情状，胸有伏痰，暑热证夹血，亦多有之，切勿误作阴证。何报之

淡红无色，或干而不荣，胃津伤而气不能化液也。《温热篇》

苔不拘何色，而忽生芒刺者，上焦热极也。或断纹燥裂，亦主热。《温热篇》

舌焦而齿煤，唇血燥裂者，火炽血涸，欲成风痉也。《温热篇》

有热无湿者舌无苔，即有苔亦薄。若有湿有痰而热者，必有浊苔，但湿在表者亦无苔。周于蕃

初病苔白厚、宜宣通气分。久病，苔黄厚，宜宣通血分。病久有苔而燥，泻积救阴。病久无苔而干，滋阴养液。林珮琴

杂证舌中绛而干，须清营热。杂证舌灰有津，须引

火归原。

杂证苔黄，其味或苦或酸，皆脾经有热。林珮琴

舌黑有虚寒，有实热。虚寒者，舌必润；实热者，舌必燥。舌黑谵语属热，无谵语属寒。惕厉子

舌白有寒有热。无苔而淡白者寒，有苔而厚白者热。舌白而干者热，舌白而潮者寒。若淡白而以为口干者，则病人自觉干，而视舌者不见其干，宜用桂附补命火，则津液薰蒸上潮于肺，不得以口干而用寒凉。林珮琴

舌灰而燥者，急下存阴。舌灰有津者，宜桂附温里。肥人舌灰有津亦然。林珮琴

苔润有液者为寒，苔燥无液者为火。舌上无苔，如去油猪腰，为亡液，名镜面舌。主危险。陈修园

舌有半边干半边湿者，为胆病。舌半边白苔，半边黄黑苔者危。周于蕃

舌中黑而燥，两边或白或黄者，两感证。舌中黑而润，两边白者，表里皆虚。周于蕃

舌半黑半黄，或半黄半白，或中干边润，或尖干根润者，传并之邪。周于蕃

白苔有黑点者，胃热也；有红点者，火炎也。舌红有白点者，邪入心胞也；有黑点者，胃热也。周于蕃

舌紫肿大者，酒毒。紫暗而摸之湿者，瘀血夹热也。周于蕃

舌中酱色者，夹食伤寒也。舌蓝色者，肝绝也。周

于蕃

苔灰而薄者邪轻，苔黑而厚者邪重。苔渐退者邪亦退，苔渐进者邪亦进。林珮琴

凡有苔而退者，由舌尖退至中，由中退至根。若舌本干燥，服药后有津，苔必退。亦有舌尖、中、根渐薄而一起退者。林珮琴

苔因食酸而变者，为染苔。食橄榄则黑，食枇杷则黄。王孟英

舌青皆厥阴之病。凡病者舌青主寒，无治。至妇人胎死腹中，则舌灰舌青，又一说也。林珮琴

小儿弄舌者主热。若大病未已而弄舌者凶。钱仲阳

病初起，舌干而脉滑，脘闷者，痰阻于中，而液不上潮。未可率投补益也。王孟英

舌红而更有红点如虫蚀之状者，热毒炽盛。火在上，水在下，不能相济也。周于蕃

舌红而更有裂纹如人字形者，君火燔灼，热毒炎上也。舌淡红而中有大红星者，亦君火燔炽。周于蕃

按：《内经》辨色而舌苔独遗，近代诸方家详言之，实有可据。张诞先著《舌鉴》，列图疏方，只论伤寒，不论杂证，殊多遗漏。叶香岩《温热论》，辨舌色独出手眼，超绝千古。殆所谓别有神悟，洵不传之妙法也。故是篇本叶氏最多，聊注数语，以见向往钦佩之忱。惕厉子于太乙燃藜照读日志

舌图绘下：

全　舌　图

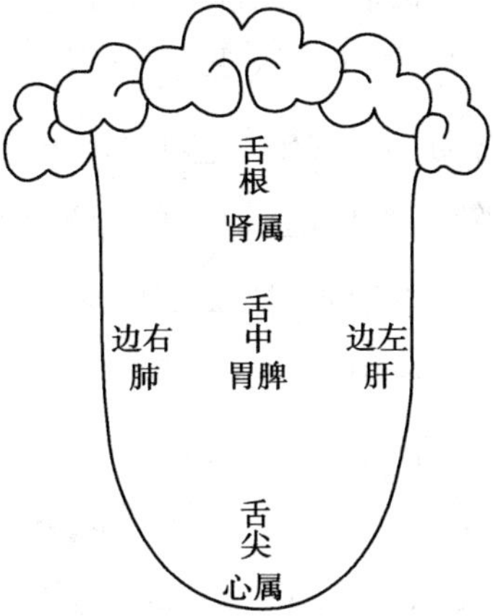

舌尖属心，主上焦。舌中属脾胃。主中焦，舌根属肾，主下焦

诊　指　纹

幼科指纹，迄无定论。有谓不必用者，有用而至于怪诞不经，惑人闻见者，皆未深悉指纹之理。指纹与寸关尺同一脉，按《内经》十二经络，始于手太阴。其支者，从腕后出次指之端，而交于手阳明，即指纹是也。指纹起于宋人钱仲阳，以食指三节，分为三关。寅曰风关，卯曰气关，辰曰命关。纹见风关证轻，纹见气关证重，纹见命关证危。虽未必其言悉应，而其义可取者，位则自下而上，证则自轻而重也。总之，指纹与太渊脉相通。凡有外邪在皮毛腠理之间，太渊脉浮，指纹亦显露于外，谓之表证。及邪入里也，浅深有别。若指纹半沉，邪在阳明胃经；指纹极沉，邪在阳明胃府，所谓以

浮沉分表里也。小儿肌肤皏白，唇色惨淡，多属阳虚。指纹四时皆淡，虽有病亦止淡红、淡青、淡紫而已。淡红为虚寒，淡青为虚风，淡紫为虚热。此盖根本不坚，中气怯弱，无论新病久病，总归于虚。切不可攻伐克削。若病邪遏郁，营卫阻滞，升降羁留，指纹推而涩滞，绝无流利之象，由痰食风热相搏，是为实证。所谓以淡滞定虚实也。其审纹也，纹直则热，纹曲则寒。纹多如脉数，纹少如脉迟。纹入掌中，主腹中寒痛，纹向中指弯者，为内，为顺证，为外感风寒；纹向大指弯曲者，为外，为逆证，为内伤痰食。纹如鱼刺，风痰皆热。纹如三叉，痰嗽不止。纹如生花，纹如丫样，或两丫齐上，透出三关，或向外弯而侵于指甲者，为难治。其辨色也，紫主热。紫而兼青主伤食。青主风，主惊。青而兼黑，主痰滞抑郁。红主寒，白主疳疾。黄主脾困。黑主中恶，危险无治。或谓黄为中和之气，红乃文明之色。红黄隐隐，主身安无病。要不可不察。或又谓青主肝病，或发惊，或伤风。肝木乘上，或腹痛泄泻，粪带青色，以儿常啼哭为验。黄主脾病，食积内伤，肿胀腹满，吐泻、痞积、疳疾等证。赤主心病，痰涎壅盛，惊悸不宁。白主肺病，咳嗽痰积。黑主肾病，脏腑中寒中恶，危急堪虞。其诊指纹也，令人抱儿对立于向光之处，医者以左手握儿食指，以右手大拇指侧面，蘸口津，由命关推上气关、风关。指纹愈推愈出，切不可覆指用指面推之，以指面螺纹有火，克制肺金，纹必变色，大损肺气，慎之戒之。

按：诊指纹以辨证，肇自钱氏。而其说有然有不然，必须参以望色诸法，方昭确实。《论语》注医所以寄死生，非泛常托业者比。惕厉子

指图绘下：

指　纹　图

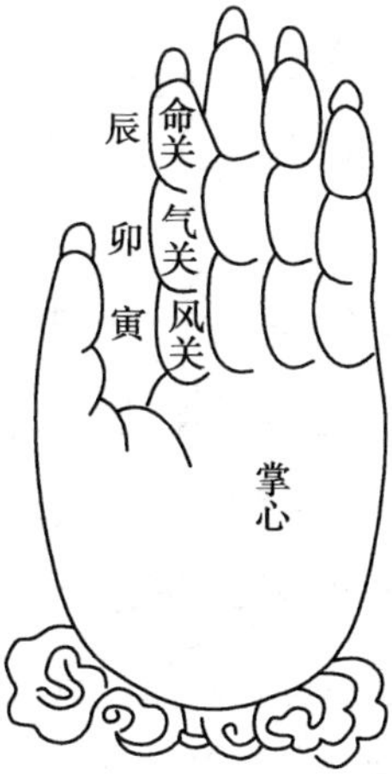

察　手　足

指爪属筋余，脾为之运。小儿指尖冷，主惊厥。中指独热者属寒。中指独冷者，分男左女右，为痘疹发见之象。其或掌心冷而十指或开或合者，无治。夏禹铸

小儿拳四指已握，而大指加于四指上者，男顺女逆。小儿拳大指先屈于掌中，而四指加于大指上者，女顺男逆。小儿拳将大指插入食指叉而后握之。无论男

女，急慢惊风，均属险证。三岁内至十岁外，皆可以此决之。周于蕃

指甲青者为心痛，又为肝气绝；指甲黑者筋绝；指甲白者死。指上有红丝缕者必夭。《大全》

小儿热邪伤神，手加数物，谓十指屈伸不定，如数物之状然也。《大全》

凡病者手足指甲下肉黑，八日死。《大全》

凡病者手掌肿而无纹，为无治。《大全》

抽衣撮空，循衣摸床，以及手撒不收者，皆无治。周于蕃

手热足冷，头痛发热者，为挟阴证。周于蕃

手热足冷，汗多妄言者，暑湿病也。周于蕃

足心热，主热；足胫冷，主寒。《集成》

足趺肿，呕吐头重者，不治。《大全》

足趺上肿，两膝大如斗者，十日死。《大全》

手背热与背上热者外感；手心热与小腹热者内伤。周于蕃

手心冷者腹中寒；手心热者虚火旺。周于蕃

足冷而晕者，气虚也。手足抽搐，身反向后者，痉病。周于蕃

额上及手足冷者为阴证。如不能久立，行则掉动者，骨败故也。周于蕃

仰睡而脚伸者热证；覆卧而脚蜷者寒证。周于蕃

手肿至腕，足肿至跗，面肿至颈，皆气虚不还，为

最危。周于蕃

按：脾主四肢。四肢厥逆，有寒有热。三阴证四肢厥冷，人所习见者，寒厥也。厥尽也。阳尽而阴生，故四肢冷也。若热厥较寒厥尤多。经云：热深厥亦深，热微厥亦微。同此厥逆，寒热不分，生死立判。以之辨证，则手足尤为至要。惕厉子

听　　声

凡小儿声音清亮者寿，有回音者寿。哭而声涩者病。散而无声者夭。陈飞霞

凡声微者气不足，声壮者气有余。哭而无泪者实，哭而多泪者虚。惕厉子

发热而静默者邪在表；发热而烦燥者邪入里。周于蕃

闻声而受惊者，肝虚也。《集成》

声浊而重者感于湿，或声如从瓮中出者亦中湿。周于蕃

言迟者风，言急者火。声高而响者，主内热外达。周于蕃

凡痫证，声如羊者为心痫，声加鸡者为肺痫，声如猪者为肾痫，声如犬者为肝痫，声如牛者为脾痫。《兰台轨范》

声塞者为痰，声战者为寒，声壮者为热。惕厉子

气衰言危者为虚，气盛言厉者为实。狂言怒言怒骂

者为实热。久病闻呃者为胃绝，痰声漉漉者死。陈修园

寒病懒言，热病多语。言壮为实，言轻为虚，言微则气夺。出言而首尾不相顾者为神丧。《心法》

凡病者，语言声音，不异于平时为吉，反者为凶。陈修园

声哑于劳损见之，为无治。周于蕃

谵语为实，郑声为虚，皆主热。郑声者如梦如呓。《伤寒论》

小儿声大而亮者，脏腑充实，如向无大声啼哭，必有一脏阴窍未通，或音如啾唧咿唔之状，主夭殇。陈紫山

声虽哑而咳者，水寒伤肺。声如破而咳者，外寒里热。周于蕃

中医听声，声合五音。火闻水声，烦闷干惊。木闻金声，恐畏相刑。脾者，土也。生育万物，回动四傍，太过则四肢不举，不及则九窍不通，六识闭塞，犹如醉人。四季运转，终而复始。《后汉书》

出言迟懒，先轻后重者，内伤气虚。出言雄壮，先重后轻者，外感邪盛。周于蕃

声重鼻塞者，伤风。声暴哑者，风痰伏火。或暴怒叫喊，声浊者痰火。平时无寒热，气短不足以息者，亦痰火。周于蕃

按：扁鹊云：闻而知之谓之圣。寒主静则少语，热主烦则多言。虚则声细，实则声出如常。若精而求之，

则以五脏有正声，以合于五音者为常，变则病生。其义蕴载于《素问》《金匮》者居中多。惕厉子

按 胸 腹

胃之大络，名曰虚里，在左乳三寸下。其动微而不见，为不及，宗气内虚也。或动而应衣，为太过，宗气外泄也。若三四至一止，五六至一止，主有积聚也。若绝不至者危。经曰：虚里无动脉者死。《心法》

人以胃气为本，故虚里之动，可以辨病机之轻重。按之应手，动而不紧，缓而不急者，宗气积于膻中也，是为常。其动洪大而弹手与绝而不应者，俱胃气绝也。阳山原文。

平人膻中静者为佳。虚里者，脉之宗气也。视之不见，按之渐动，如应如不应者为吉。若胸中阳气衰，其动高逾乳，至中府、云门者凶。虚劳劳瘵，逐日动高者为无治。台州

虚里与寸口相应，虚里高者，寸口亦高。寸口结者，虚里亦结也。《诊病奇侅》

虚里动而高者为恶候，妊妇最忌。若产后而发危急之证，以及黄胖病，或惊惕，或奔怒，或强力而动支体者，虚里动虽高无患也，是不可不辨。南阳

凡治小儿，不论诸证，宜先揣虚里穴。若跳动甚者，不可攻伐，以其先天不足也。幼科能遵吾言，造福无涯，此千古末泄之秘也，珍之贵之。《柳州医话》

小儿脉候难凭，惟揣虚里穴，确有可据。即以之治大人亦然也。王孟英

胸腹者，五脏六腑之宫城，阴阳气血之发源。若欲知其脏腑何如，则莫如诊胸腹。《对时论》

察胸腹宜按抚数次，或沉或浮，以察胸腹之坚软，拒按与否，可以知虚实也。《诊病奇侅》

上中下三脘，以指抚之，平而无涩滞者，胃中平和而无虚滞也。按中脘虽痞硬而不如石者，饮癖也。《诊病奇侅》

虚里动气有三候：浅按使得，深按却不得者，气虚之候；轻按洪大，重按虚细者，血虚之候；有形而动者，积聚之候。《诊病奇侅》

诊胸腹，轻手循抚，自鸠尾至脐下，知皮肤之润燥，可以辨寒热；中手寻扪，问疼不疼者，以察邪气之有无。重手推按，更问疼否，以察脏腑之虚实，沉积之何如。即诊脉中浮中沉之法也。《对时论》

诊腹之要，以脐为先。人身之有脐，犹天之有北辰也，故名曰天枢，又曰神阙。是神气之穴，为保生之根。徐按之而有力，其气应手者，内有神气之守也。若按之而气不应者，其守失常也。阳山

凡诊肾间之动气者，密排右三指，或左三指以安脐间。和缓有力，一息二至，绕脐充实者，肾气充也。一息五六至，属热。手下虚冷，其动沉微者，命门不足也。手下热燥不润，其动细数，上支中腕者，阴虚也。

按之分散，一息一至者，为原气虚败之候。《诊病奇侅》

诊腹先可诊脐。按之有力者无病也，按之无力如指如香灰中者为无治。寿安

脐上下左右推之不动者，常也。然气弱者推之则移于一方。右移者左绝也，左移者右绝也。上下亦然，是之谓脐绝。病者见之为无治，惟高年无害。南溟

脐通五脏，真神往来之门也，故名神阙。与肾附于脊之十四椎相对，如南北极是也。凡脐以深大而坚固，左右上下推之不动，轮腹皮相聚为轮也。廓脐如小酒杯底为廓也。约束者，为真神安全。倘有大病犹可治，但暴病非此例。台州原文

小腹左右常结者，皆畜血也。其痛者非食积虫积之候，是畜血而或为疝者。台州原文

小腹有燥屎者，必近迫横骨，左边累累成块，其状稍长，按之不痛，左边充满则及右边。台州原文

脐之上下任脉见者，胀大如箸，为脾肾虚。此脉见平人则发病，病人则难治，劳伤阴虚火动之证，多有此候。有郁气者亦常有之，不为害。医者宜精察。白竹

久病腹皮贴背，当脐上下，有坚硬而结，排之不动者，是脊骨也。台州原文

肝病者，两胁下痛引小腹，故肝病须诊两胁。两胁皮肉满实而有力者，肝平也。两胁空虚无力者，为肝虚及中风一切筋病之候。男子积在左胁者属疝气，女子块在右胁者属瘀血也。台州原文

痞积疝气一切等证，着左者易治，着右者较难。左属阳，右属阴也。良务

鸠尾动气不高者为风寒邪热，鸠尾动气而高者为痘疹。掌中动脉盛者，亦痘疹也。痘发则动止，发而仍动者，痘毒炽也，为最危。南溟

治痘察寒热，以诊腹为主，诊腹以任脉为要。真寒者，以腹两旁虽热，于任肺久按之，则无热而为冷，虽有口渴脉数，痘色红紫等证，是为假热。若按任脉而有热者，虽寒战咬牙，痘色淡白下利等证，是为假寒。宗柳

察寒热在任脉，水分以上诊之。手按久则自辨。察虚实在脐下，或左或右，动而低者毒轻，动而高者毒重。虚里动甚者险证也。《诊病奇侅》

蚘病诊腹有三候：腹有凝结如筋而硬者，以指久按，其硬移他处。又就所移者，按之其硬又移他处，或大腹，或脐旁，或小腹，无定处，是一候也。右手轻轻按腹，为时稍久，潜心候之，有物如蚯蚓蠢动，隐然应手，甚至腹底微鸣，是二候也。高低凸凹，如畎亩状。熟按之，起伏聚散，上下往来，浮沉出没，是三候也。玄祐

水肿胀满证，按之至脐。脐随手移左右，重手按之离乎脊，失脐根者必死。阳山原文

脉候有热，而腹候无热者，是表热，而其热易去也。按腹而热如烧手掌者，是伏热，而其热不易去也。

小儿暴热，其轻重难以脉辨，而诊腹可以决定矣。若心下动而其热烙手者，尤不可忽。南阳

左右不容承满处痛，按之痛益甚，或引于胸腹中，漉漉有声，时吐水汁，吐则痛减，是为澼囊。宜温药。宜减饮食。台州

腹痛有食痛积痛，痛在心下；瘀血痛在脐旁小腹，按痛处则有块应手；肠痈痛右足挛急，小便淋沥；痰饮痛者，其痛动移无定处也。东郭

凡小儿肚腹高起，为心突，为肺胀，肺绝也。周于蕃

肚大青筋，其卧如缚者，为无治。《集成》

腹者，水谷之海，腹皮宽厚，水谷盈也，主寿。陈飞霞

脐者，腹之中央，内居大肠。绕脐而痛，乃燥屎结于肠中，欲出不出之伏。张令韶

小腹未硬痛者，邪在表。若已硬痛者，邪入里也。周于蕃

小腹痛，脉沉迟者，为阴寒。当温之。周于蕃

腹胀而鸣，肢冷而泻，发热形瘦，脉大者死。周于蕃

按：胸主分布阴阳，腹为阴中之至阴。食积痰滞瘀血，按之拒、按之不拒，其中虚实从此而辨，此其常解也。乃验胸以虚里，验腹以神阙，辨证恰在此。是人所罕见者，则于望、闻、问、切四诊之外，更增一法，较

为精详。惕厉子

询溲便

中气不足，溲便为之变。《素问》

大便先硬后溏者，不可攻。张仲景

凡小溲赤涩为热，经曰：肝有热则小便先赤也。惕厉子

凡小儿小便由睡中自遗者，谓之尿床。皆肾与膀胱有虚寒也。《兰台轨范》

小儿初溲黄赤色，落地良久，凝如白膏者，谓之尿白。为伤脾也致，久而成疳。夏禹铸

伤寒小水利者，太阳之气未剧，吉兆也。张景岳

凡病者尿自遗而不知，为无治。《集成》

溲白为寒，混白如米泔者，为湿热。周于蕃

溲红为热，黄亦为热。若浅红淡黄者为阴虚。溺多心烦者不治。周于蕃

肠热者溺黄，肠寒者溺白。周于蕃

溲短黄涩痛，心热也；清长而利，心虚也。周于蕃

凡大便色青者为寒，然亦有因风泻者，其色亦青，肝木乘脾也。《铁镜》

水液澄清，下利清谷者为寒。《铁镜》

大便老黄色者，心、肺、脾三经实热。若淡黄色，为虚热。《铁镜》

粪如蟹渤，暑湿内搏，脾热之证也。江梦花

大便酱色者属湿，白色者属脾虚。夏禹铸

大便味馊臭者伤食滞。一痛则便，便则痛减，味极秽臭，便时肛门恶热者，为极热。夏禹铸

大便味如败卵腥臭者，伤乳食。《集成》

大便如红水而粘者，为暑热。《集成》

大便时急迫作声者属热。《指南》

大便黑如胶漆者，主湿热凝滞。周于蕃

大便热结，腹中坚满者，属有余。若新近得解，而不甚干结，或旬日不解，而全无胀意，非阳明实邪。张景岳

按：病寒即见寒证，病热即见热证，寒者温之，热者清之，此其易能也。若内真寒而外假热，内真热而外假寒，其中误人者甚夥。经云：重寒则热，重热则寒。又曰：寒甚则热，热甚则寒。又曰：重阴必阳，重阳必阴。又曰：水极而火，火极而水。又曰：阳盛格阴，阴盛格阳。古人再三垂诫，反复立言，深恐证涉疑似，后世为其所惑耳。溲由前阴出，便由后阴出，寒自寒，热自热。以此区辨，则真假能立判矣。惕厉子

候　　脉

小儿一岁后，手腕短促，按脉为难。诊者用一指转侧，辨寸关尺三部，以浮取、中取、沉取候之。左九候，右九候。三五岁，脉以七八至，而细数者为平和。增为热，减为寒。《集成》

浮轻手着于皮肤之上而即见也。主表，属腑，属阳。

风邪六气，外因之病。有力为表实，无力为表虚，皆浮也。虚弱病久，临危时，脉亦无力而浮，为外感内伤之别。《心法》

浮而虚甚为散脉，主神离气脱。浮如葱管为芤脉，主亡血。浮如按鼓为革脉，主亡精。浮而柔细为濡脉，主伤湿，又主血虚。浮而有力为洪脉，主呕胀，又主阳盛阴虚。浮而无力为虚脉，主血虚。陈修园

沉重手按于肌肉之下而始见。主里，属脏，属阴。七情饮食，内因之病。但暴怒者，水肿者，腹痛极者，瘟疫汗下不能出者，脉亦沉。《心法》

沉而着骨为伏脉，主热邪内郁。沉而底硬为革脉，沉而细软为弱脉，主气衰。然清贵者有此脉。陈修园

迟一息脉来二三至，或一息一至。主寒，属阴。有力为寒痛，无力为虚痛。伤暑、滞食、困水，以及冷风迫汗、凝滞气血者，脉皆迟。陈修园

迟而不愆为缓脉，迟而不流为涩脉，主血少。迟而偶停为结脉，主积聚，又主阳微，以及气郁血壅痰滞。迟而止有定数为代脉，主气竭。妊娠无忌。陈修园

数一息脉来五六至，或一息七八至也。主热，属阳。有力为实热，无力为虚热。但内痛甚者、汗将出者、虚阳将越者，泻痢、疮疡、初产喘咳、脉亦数。陈修园

数而流利为滑脉，主痰饮食积。数而牵转为紧脉，主寒，主痛。数而时止为促脉，主三焦郁火；数见于关

为动脉，主痛，主惊，男亡阳，女血崩。陈修园

大脉状粗大，如指如箸，主实。邪气盛，胃气衰，故脉大而不缓。陈修园

大而涌沸为洪脉，大而坚硬为实脉。陈修园

细脉状细小如线也。主虚，属阴。又主真阴将亡。陈修园

细而不显为微脉，主阳微欲绝。细而小浮为濡脉，细而小沉为弱脉。陈修园

短脉来短促，上不及寸，下不及尺。主素弱，又主伤酒，以及三焦气壅，宿食不消。陈修园

长脉来迢长，上至鱼际，下至尺泽也。主素强，平脉也。陈修园

虚应指无力，主虚。身热为伤暑，不热为血少。陈修园

虚而沉小者为弱，主血虚；虚而浮小者为濡，主气虚。虚而模糊者为微，主门阳气绝；虚而干滞者为涩，主血虚，亦主死血。陈修园

虚而形小而为细，主气冷。虚而形缩为短，主气损。陈修园

实应指有力。主实，又主热郁，以及伤食、气痛、谵语等证。陈修园

实而流利者为滑，主血病。实而迢长者为长，主气治。实而涌沸者为洪，主热极，亦主内虚。实而端直者为弦，主肝邪癥瘕疝疟。陈修园

缓脉来四至，从容不迫，主正复，平脉也。但缓而和者主正复，缓而怠者主中湿。陈修园

两手六部，皆为肺脉。肺为脏腑之华盖。凡一切脏腑病，其气上薰于肺而应于脉。心病六脉皆洪，肝病六脉皆弦，肾病六脉皆沉，肺病六脉皆涩，脾病六脉皆缓。按之指下浊者为邪甚，清者为正复；有神者吉，无神者凶；有力者为热为实，无力者为寒为虚。此为最验。陈修园

凡病内虚者，脉弱为宜，洪大则忌。病外感者，阳脉为宜，阴脉则忌。陈修园

凡脉有胃气，有神气而和缓者吉，合于时令者吉，与面上五色中见那一色相生者吉，反是者凶。陈修园

何为无病脉？一息四至是也。何谓五脏平脉？心宜洪，肺宜涩，肝宜弦，脾宜缓，肾宜沉，又兼一段冲和之气，为胃气是也。何谓四时平脉？春弦、夏洪、秋涩、冬沉、四季之末和缓是也。何谓男女异脉？男为阳，寸大于尺；女为阴，尺大于寸是也。陈修园

雀啄连连，止而又作，为肝绝。屋漏水落，半时一滴，为胃绝。弹石沉弦，按之指博，为肾绝。忽密忽疏，乱如解索，为脾绝。本不动而末摇，如鱼之翔，为心绝。虾游冉冉，忽然一跃，为大肠绝。釜沸空浮，绝无根脚，为肺绝。陈修园

诊外感，其初则由经络，病在表。轻者寸浮盛，重者关尺亦浮盛。迨传入里，内热重则脉沉矣。病在上则见于寸，病在中则见于关，病在下则见于尺。王汉皋

寸脉伏，无虚证，是风寒闭也。为表虚，不可发

汗。尺脉伏，无虚证，是湿热闭也。为里虚，不可利二便。王汉皋

左脉弱右脉强，主汗多，遗精，肝郁证。右脉弱，左脉强，主腹痛易怒。及误服补火丸散，必生肝热，滑精诸证。王汉皋

右脉盛，左手无脉，主痰结气虚，左脉盛，右手无脉，主食滞肝郁。王汉皋

脉有反象，皆郁极而闭阻者也。如肝病左关弦，郁则弦而细，郁极则细而结，甚则伏。然其弦反见于相克之经，故右关弦也。余例推。王汉皋

保精日久者，两尺俱盛。故六脉重取皆实，无遗精病。王汉皋

男右脉强，左脉沉细无力者，主气弱内有湿热也，不数日必遗精。若尺弱者必已遗精也。女脉如是者必白浊白淫。脉有结者必白带。王汉皋

寸脉强，尺脉弱，主阳实阴虚。每病上热下寒，上实下虚，浮阳上越，虚寒等证。王汉皋

寸脉弱，尺脉强，主阳虚阴实。每易病风寒及湿热等证。宜细辨。王汉皋

凡无病者，浮取无脉，为表虚，以平素易汗为据。即有外感，汗剂宜慎。沉取无脉，为里虚，以平素易泄为据。即有积滞，攻下剂宜慎。中取迟弱者中气虚，以平素不能食，精神弱为据。惟生而双伏之六阴脉，不在此论，以其人能食而精神不弱为据。王汉皋

一部脉见三象四象，如右寸洪，肺热也；洪而滑，又有痰，而中有一线之细，是其虽细而力强，乃能见象于洪滑之内，主上焦有痛。不为促结弦大而为细，其痛是郁热，非实火。治宜解郁清肺化痰，不宜寒凉，不宜攻伐，余仿此。王汉皋

劳病吐血脉浮，若重诊无脉，是无根将脱也。一切虚病、老病、久病、产病，均贵重诊有脉也。大汗者，其脉轻诊弱，重诊强，乃有未出之汗，虽止之而不能止。若轻诊强，重诊无，亦将脱也。惟浮沉皆得，脉力平缓，愈之象也。王汉皋

感寒者畏寒，左三部皆浮数，故身热而痛。左鱼际亦浮数而细，故头大痛。若右三部亦浮数，则恶食。如无风则无汗，非阳明热者不渴。王汉皋

凡两关重取至数不匀，而见结促，即郁也。须解肝脾郁。在杂疾须先解郁，而后治病。常有脉证相符，医治不应者，皆有郁未解也。王汉皋

按：《褚氏遗书》多诊识脉。识脉者必辨脉，辨脉者，辨其形象也。浮脉轻清在上，轻按即见，如木漂于水面也。沉脉重浊在下，重按乃得，如石坠于水底也。迟脉往来迟慢，为不及之象。数脉往来急迫，为太过之象。大脉形粗，如箸如指。细脉形细，如丝如线。短脉不及本位。长脉过乎本位。虚脉迟大而软，按之无力。实脉浮沉皆见，长大带弦，按而有力也。缓脉往来和匀，如春风微吹杨柳梢也。濡脉浮而软，如帛在水中，

轻按即见也。洪脉如洪水波涛汹涌之象，浮而有力，来盛去衰，即大脉钩脉也。涩脉艰涩而迟，如轻刀刮竹也。滑脉流利不止，如珠走盘也。弦脉刚劲而直，可以举百钧，有力之象。弱脉柔软而细，不能举一羽，无力之象。芤脉中空，是实而空者，如搦葱管也。革脉中空，是实而空者，如按鼓皮也。紧脉紧急有力，即不松之谓，如转索也。散脉浮散无力，即不聚之谓，如杨花飘散也。伏脉沉伏于下、推筋着骨始见也。结脉迟而时有一止也。促脉数而时有一止也。动脉两头俱俯，中间高起，形如豆粒，厥厥动摇也。代脉迟而中止，不能自还，每至一止有定数，如四时之禅代不愆其期也。脉象既辨，而一部见二象、三象、四象者，乃一一能识也。是卷以幼科诊治，脉理尚未备载，若广而求之，则有脉经在。惕厉子

左右手寸关尺图绘下：

左寸关尺图

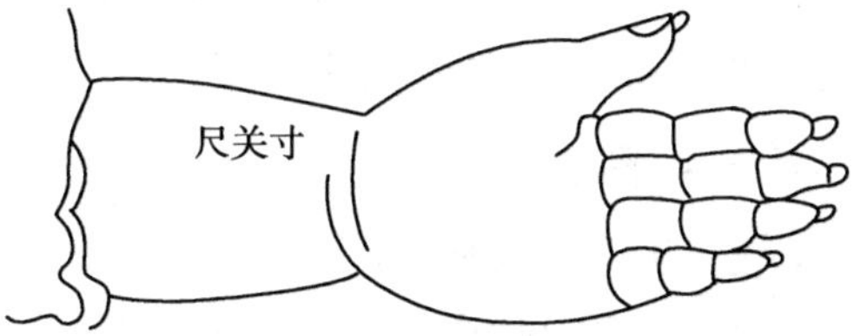

掌后高骨为关，关前为寸，关后为尺。凡诊脉，视掌后高骨下指，先关后寸尺。人短则指密排，人长则指疏排，为一定之法

左寸表小肠里心　主上焦

左关表胆里肝　主中焦

左尺表膀胱里肾　主下焦

右寸关尺图

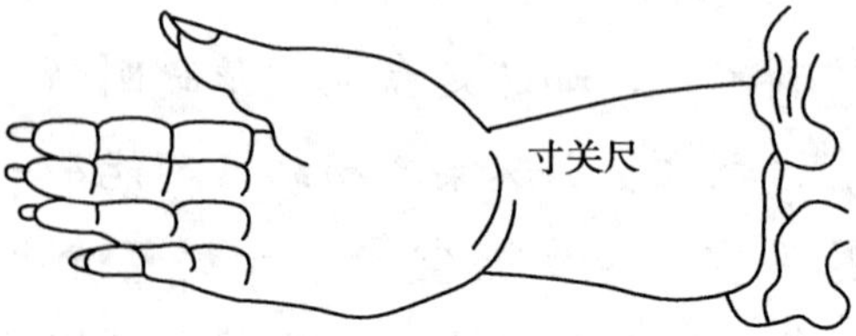

右寸表大肠里肺 主上焦
右关表胃里脾 主中焦
右尺表心包里命门 主下焦

厘正按摩要术卷一音释

慓悍——音漂旱，急也。

疗——音料，治病也。

啖——同饫，食也。

懑——音闷，烦也。

踳——音蠢，踳驳，乖舛也。

疴——乌何切，病也。

脆——音毳，不坚也。

痉——音泾，方书以中寒湿，发热恶寒，颈项强急，身反张，如中风状，或掣纵口张为痉。

觇——音沾，视也。

掐——苦洽切，爪按曰掐。

灸——音九，灼体疗病也。

淬——旨倅，烧也。

盦——谙，入声，覆盖也。

熨——音慰，又音郁，《史记·扁鹊传》按抗毒熨注，谓毒病之处以药物熨贴也。

疳——音甘，小儿食甘物，多生疳疾。

痫——音间，有风热，有惊邪皆兼虚与痰。

蛕——音回，人腹中长虫也。

颅——音卢，头颅。

尿——鸟去声，小便也。

窒——音姪，塞也。

愦——音溃，心乱也。

嘶——音西，声破也。

揣——榱上声，量度也。

颊——音狭，面两旁也。

痿——音绥，湿病，一曰两足不能相及。

颧——音权，辅骨曰颧。

囟——同囟，音信，顶门也。顶中央旋毛中为百会，百会前一寸为前顶，百会前三寸即囟门。

眵——音鸱，目汁凝也。

疹——音轸。

疝——音讪，腹痛也。

瘛疭——音掣纵，小儿病也，又风病。

疼——音腾，痛也。

啮——与咬同。

肛——音刚，大肠端肛门也。

软——音软，柔也。

龈——音因，齿根肉。

咬——同咬。

啮——音列，噬也。

齘——音介。

喷——普闷切，鼓鼻也。

嚏——音帝，喷鼻也。

鼾——虚干切，音顸，鼻声也。

眦——音剂，眼角也。

胁——音协，腋下也。

喘——音舛，疾息也。

黏——俗作粘，音占，相著也。

腻——音利，垢腻也。

瘅——音单，黄病也，又风在手足病。

硷——音减，石碱，可浣衣。

谵——音詹。

嫩——奴困切，同嫩，弱也。

瘀——音迂，积血也。

脘——音碗，胃之受水谷者曰胃脘。脐上五寸为上脘；脐上四寸即胃之幕，为中脘；脐上二寸当胃下口中，为下脘。

晃——同晄，明也。

蘸——斩，去声，以物暂浸水也。

胫——胡定切，脚胫。

趺——音肤，同跗。

踡——音权，踡局不伸也。

涩——当作澀，音石，不滑也。

呃——音厄，气逆上冲作声也。

呓——音意，睡语。

喊——音罕，大声也。

膻——音占，又音诞，《素问》：膻中者，臣使之官，喜乐出焉。王冰曰：在胸中两乳间。朱肱曰：心之下有鬲膜，与脊胁周回相著，遍蔽浊气，所谓膻中也。

瘵——音蔡，劳病也。

脊——音积，背脊。

屎——音矢。

馊——音搜。

芤——音抠，旁实中空曰芤脉。

疡——音阳，创痈也。

咳——音慨，嚏咳。

腕——音碗，手腕。

凸——豚，入声，出貌。

凹——音浥，又音敖，低下也。

烙——音洛，烧也。

澼——音匹，肠间水。

淋——音林。

沥——音立，水下滴。

厘正按摩要术卷二

宝应　惕厉子张振鋆原名醴泉筱衫纂缉
丹徒　张　质幼樵校刊
江都　韩广宏毅庵校刊

立　　法

按　　法

《素问·阴阳应象大论》：慓悍者，按而收之。王太仆注：慓、疾也；悍，利也，气候疾利，按之以收敛也。《玉机真脏论》：脾风发，曰可按。疝瘕少腹冤热而痛出白，又曰可按。《举痛论》：按之则热气至，热气至，则病止。《调经论》岐伯曰：按摩勿释，又曰按摩勿释。《异法方宜论》：痿厥寒热，其治宜导引按蹻。故导引按蹻者，亦从中央出也。王注：湿气在下，故多病痿弱气逆及寒热也。导引，谓摇动筋骨，动支节。按，谓抑按皮肉，蹻，谓捷举手足。《生气通天论》：冬不按蹻，春不鼽衄。王注：按，谓按摩；蹻，谓如蹻捷者之举动手足，是所谓导引也。然摇动筋骨，则阳气不藏，春阳上升，重热熏肺。肺通于鼻。病鼽，谓鼻中水出；病衄，谓鼻中血出也。《离合真邪论》：按而止之。《血气形志论》：形数惊恐，经络不通，病生于不仁。治之以按摩醪药。王注：惊则脉气并，恐则神不收，脉并神游，故经络不通而病不仁。按摩者，开通闭塞，导引阴阳。醪药，谓酒药也。养正祛邪，调中理气也。《内经》载按法者多，其中有不可按者，按则增病。有不可不按者，按则疗病。故首先辨证。总之，古人用按摩法，无人不治，不拘婴孩也。《尔雅·释诂》：按，止也。《广韵》：按，抑也。周于蕃谓按而留之者，以按之不动也。按字，从手从安，以手探穴而安于其上也。俗称推拿。拿，持也；按，即拿之说也。前人所谓拿者，兹则以按易之。以言手法，则以右手大指面直按之，或用大指背屈而按之，或两指对过合按之，其于胸腹则又以掌心按之。宜轻宜重，以当时相机行之。

——按风门。风门即耳门，在耳前起肉当耳缺陷中。将两大指背跪按两耳门，所谓黄蜂入洞法也。此温法，亦汗法也，最能通气。周于蕃

——按牙关。牙关在两牙腮尽近耳处。用大中二指，对过着力合按之，治牙关闭者即开。周于蕃

——按肩井。肩井在缺盆上，大骨前寸半。以三指按，当中指下陷中是。用右手大指按之，治呕吐，发汗。周于蕃

——按奶旁。奶旁即乳旁。用右手大指按之，治咳嗽，止呕吐。左右同。周于蕃

——按肚角。肚角在脐之旁。用右手掌心按之，治腹痛，亦止泄泻。周于蕃

——按琵琶。琵琶在肩井之下。以大指按之，能益精神。《广意》

——按走马。走马在琵琶之下，斗肘之上。以大指合按之，发汗。《广意》

——按交骨。交骨在手掌后，上下高骨间。以中、大指按之，治急慢惊风。周于蕃

——按总经。总经在掌根横纹之后。用右手大指背屈按其上，复以中指按手背，与横纹对过一窝风，治急惊暴亡等证。周于蕃

——按百虫。百虫在膝上。以大指背屈按之，止抽搐。周于蕃

——按三阴交。三阴交在内踝踝尖上三寸。以右手大指按之，能通血脉，治惊风。《广意》

——按仆参。仆参即鞋带，在足跟上。按之，治昏迷不醒者。《广意》

——按二人上马。二人上马在小指、无名指骨界空处。以大、中指对过按之，治腹痛。周于蕃

摩　　法

《素问·病能篇》：摩之切之。《至真要大论》：摩之

浴之。《调经论》言：按摩勿释者再。《离合真神论》：治之以按摩醪药。前汉《艺文志》：《黄帝岐伯按摩》十卷，《小儿按摩经》，四明陈氏著集载《针灸大成》。周于藩曰；按而留之，摩以去之。又曰：急摩为泻，缓摩为补。摩法较推则从轻，较运则从重。或用大指，或用掌心，宜遵《石室秘录》：摩法不宜急，不宜缓，不宜轻，不宜重，以中和之义施之。其后掐法属按，揉法，推、运、搓、摇等法，均从摩法出也。

——摩腹。用掌心，团摩满腹上，治伤乳食。周于蕃

——摩左右胁。左右胁在胸腹两旁肋膊处。以掌心横摩两边，得八十一次，治食积痰滞。周于蕃

——摩丹田。丹田在脐下。以掌心由胸口直摩之，得八十一次，治食积气滞。周于蕃

——摩神阙，神阙即肚脐。以掌心按脐并小腹，或往上，或往下，或宜左，或宜右，按而摩之，或数十次数百次，治腹痛，并治便结。周于蕃

——摩总经、天河、曲池三穴。以右手大指侧直摩之，自能开胸退热。《按摩经》

按：摩法，前人以药物摩者多，而以手法摩者，只此数条。其后推、运、搓、摇等法，皆从摩法体会出之，摩之名虽易，摩之义则一也，习按摩者其知之。惕厉子

掐　　法

掐，《说文》：爪刺也。《玉篇》：爪按曰掐，周于善

曰：掐，由甲入也。夏禹铸曰：以掐代针也。小儿久病且重者，先将人中一掐以试之，当即有哭声。或连哭数声者生，否则哭如鸦声，或绝无声者，难治。但医者仍勿轻弃，以期生机于万一，是亦好生之德也。掐法，以大指甲按主治之穴，或轻或重，相机行之。

——掐大横纹。大横纹，即总心经小天心，在掌根处，为诸经之祖。以指甲掐之，众经皆动，百病皆效。其嗽甚，再掐中指一节，痰多再掐手背一节。指甲为筋之余，掐内止吐，掐外止泻。《按摩经》

——掐大指端。大指端即肝记穴，又名皮罢。掐之治吼喘，并治昏迷不醒者。周于蕃

——掐心经。心经在中指第一节。掐之，治咳嗽，发热出汗。《按摩经》

——掐内劳宫。内劳宫即掌心。掐之，亦治发热出汗。《按摩经》

——掐脾土。脾土在大指第一节。曲指左转为补，直推为泻。治饮食不进，瘦弱面黄，四肢无力，肚起青筋。《按摩经》

——掐大肠侧。大肠侧在食指二节侧。倒推入虎口，治水泻痢疾，肚腹膨胀。红痢补肾水，白痢推三关。《按摩经》

——掐肺经。肺经在无名指第一节。又掐离宫起，至乾宫止。当中轻，两头重。治咳嗽，化痰，昏迷呕吐。《按摩经》

——掐肾经。肾经在小指第一节。又掐小横纹，退六腑，治大便不通，小便赤色，涩滞不利，腹胀气急，人事昏迷。《按摩经》

——掐总筋。总筋在掌后。由总筋掐过天河水，能清心火，治口内生疮，遍身潮热，夜间啼哭，四肢抽掣。《按摩经》

——掐二扇门。二扇站在中指骨两边空处。掐后以揉法继之。治壮热多汗，并治急惊，口眼歪斜。偏左则右掐揉，偏右则左掐揉，均宜重。《按摩经》

——掐二人上马。穴注上。主和温之性，能补肾，清神，顺气，苏醒沉疴。《按摩经》掐后以揉法继之。周于蕃

——掐外劳宫。外劳宫在掌背中间与内劳宫相对。能清脏腑热，以及午后潮热，腹见青筋，皆可用。《按摩经》掐后以揉法继之。周于蕃

——掐一窝风。一窝风掌尽根处。治肚痛，唇白，眼翻白，一哭一死，并除风去热。《按摩经》掐后以揉法继之。周于蕃

——掐外间使。外间使在掌背一窝风、阳池、外关之后，与内间使相对。掐主温和，治吐泻转筋。周于蕃

——掐五指节。五指节在手背指节高纹处。治伤风，被水惊吓，四肢抽掣，面青，并一切惊证。《按摩经》掐后以揉法继之，治口眼歪斜，咳嗽风痰。周于蕃

——掐精宁。精宁在手背合谷后，一窝风之上。治

痰喘气吼，干呕痞积。《按摩经》掐后以揉法继之。周于蕃

——掐威灵。威灵在手背二人上马后，一窝风之下。治急惊暴死。掐此处，有声可治，无声难治。《按摩经》掐后以揉法继之，并按合谷穴。周于蕃

——掐阳池。阳池在手背一窝风之后。清补肾水，治大小便闭，眼翻白。《按摩经》掐后以揉法继之。治头痛风寒无汗，为表散之法。周于蕃

——掐四横纹。四横纹在阳掌面，二节横纹处。治口眼歪斜，止腹痛，退脏腑热。《广意》

——掐小横纹。小横纹，在四横纹之上，指节横纹处。治口唇破烂，能退热除烦。《广意》

——掐十王。十王在五指甲侧，能退热。

——掐端正。端正在左者，中指端左侧，掐之止泻。端正在右者，中指端右侧，掐之止吐。《广意》

——掐委中。委中在膝后弯中有纹处。治往前跌闷。《广意》

——掐内庭。内庭在足大指、次指外间陷中。治往后跌闷。《广意》

——掐太冲。太冲在足大指本节后，动脉中。治危急之证，舌吐者不治。《广意》

——掐甘载。甘载在掌背合谷后。能救危险，能祛鬼祟。《广意》

——掐大敦。大敦在足大指端，去爪甲韭叶许，毛

中。屈大指掐之，治鹰爪惊，握拳咬牙者。《广意》

——掐前承山。前承山在足三里下，与后承山相对。掐之，治惊来急速者。《广意》

——掐后承山。后承山在足后跟去地一天。掐之治气吼，发汗，消痰食痞积。《广意》

——凡掐筋之法，何证何穴，先将主病穴，起手掐三遍，后将诸穴掐三遍，掐后揉之，每日掐三四次，其病自退，不可忽视。《按摩经》

——掐老龙。老龙在男左女右无名指巅。掐之治急惊风。无声者方可治。《广意》

——掐中指甲。医者以大指入儿中指甲内，着力掐之，治急慢惊。周于蕃

揉　　法

周于蕃曰：揉以和之。揉法以手宛转回环，宜轻宜缓，绕于其上也。是从摩法生出者，可以和气血，可以活筋络，而脏腑无闭塞之虞矣。

——揉精宁。穴注上。治噎气喘气以二三百遍，气平为止。周于蕃

——揉版门。版门在大指鱼际上。揉之除气促气攻，气吼气痛，并治呕胀。《按摩经》

——揉内劳宫。穴注上。揉之动心中之火，惟发汗用之，切不可以经动。《按摩经》

——揉涌泉。涌泉在足心，揉之，左转止吐，右转

止泻。若女用反之。《按摩经》

——揉仆参。穴注上。揉之，左转于吐则治之。右转于泻则治之。皆补法也。《按摩经》

——揉脚大指。指脚中指甲少许，治惊。《按摩经》

——揉小天心。穴注上。能清肾水。《按摩经》

——揉外劳宫。穴注上。和五脏，治潮热，左转清凉，右转温热。《广意》

——揉外八卦。穴注上。主凉。除脏腑秘结，通血脉。《广意》

——揉脐上，治肚胀气响。《广意》

——揉龟尾。龟后在臀尖。揉之，治赤白痢泄泻。《广意》

——揉三里。三里在膝头下三寸，揉之，治麻木。《广意》

——揉中廉。中廉在前膝鬼眼之下，解溪之上。先掐后揉治惊来急者。《按摩经》

——揉中指第一节内纹。先掐三次，后揉之，治泄泻。《按摩经》

——揉后承山。穴注上。治气吼发汗。《广意》

——掐威灵。穴注上。治卒亡。周于蕃

推　　法

《广意》曰：凡推动向前者，必期如线之直，毋得斜曲，恐伤动别经而招患也。古人有推三回一之法，谓推去三次，带回一次。若惊风用推，不可拘成数，但推中略带几回便是。其手法手内四指握定，以大指侧着力直推之，推向前去三次，或带回一次。如干推，则恐伤皮肤。《广意》：春夏用热水，秋冬用葱姜水，以手指蘸水推之。水多须以手拭之，过于干则有伤皮肤，过于湿则难于着实，以干湿得宜为妙。夏禹铸曰：往上推为清，往下推为补。周于蕃曰：推有直其指者，则主泻，取消食之义。推有曲其指者，则主补，取进食之义。内伤用香麝少许，和水推之，外感用葱姜煎水推之，抑或葱姜香麝并用入水推之，是摩中之手法最重者。凡用推必蘸汤以施之。

——推天河水。天河水在总经之上，曲池之下。蘸水，由横纹推至天河，为清天河水。蘸水，由内劳宫推至曲池，为大推天河水，蘸水，由曲池推至内劳宫，为取天河水。均是以水济火，取清凉退热之义。周于蕃 图附卷三。

——推骨节，由项下大推，直推至龟尾，须蘸葱姜汤推之。治伤寒骨节疼痛。周于蕃

——推肺俞。肺俞在第三椎下两旁，相去脊各一寸五分，对乳引绳取之。须蘸葱姜汤，左旋推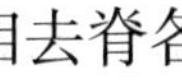属补、右旋推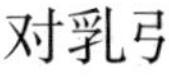属泄。但补泄须分四六数用之，治风寒。周于蕃

——推由版门至大横纹，蘸汤推之，能吐，能止泻。周于蕃

——推由大横纹至版门。蘸汤推之，能泻，能止呕。周于蕃

——推三关。蘸葱姜汤，由阳池推至曲池，主温性，病寒者多推之。周于蕃　若以三关在一窝风外间使处，推上至曲池，夏禹铸主之，其说甚是。

——推六腑。蘸沸汤，由曲池推至阴池，主凉性，病热者多推之。周于蕃　若以六腑在掌面内间使处，由曲池推至总经，夏禹铸主之，其说亦是。

——推肝木，肝木即食指端。蘸汤，侧推之直入虎口，能和气生血。周于蕃

——推分阳池。由小儿阳掌根中间，向左蘸葱姜汤推之，治唇干头低，肢冷项强，目直视，口出冷气。周于蕃

——推分阴池。由小儿阳掌根中间，向右蘸葱姜汤推之。须用手大指，一分阳，一分阴，治法同上条。周于蕃

——推四横纹。四横纹在阳掌四指中节，蘸葱姜汤推之，和上下之气血，治人事瘦弱，手足抽掣，头偏左右，肠胃湿热，不食奶，眼翻白者。《按摩经》

——推外关、间使，其穴在阴掌根一窝风之后，蘸葱姜汤推之，治吐泻转筋。《按摩经》

——推后溪。后溪在手掌四指后。先用掐法，后蘸汤，推为上泻，推下为补。治小便赤涩，益肾经虚弱。《按摩经》

——推版门。穴注上。蘸汤，往外推之，能退热，往内推之，治四肢抽搐。《按摩经》

——推指三关。三关在食指三节，分寅、卯、辰三关。蘸葱姜汤推之，能通血气，能发汗。《广意》

——推脾土。脾土在大指端。蘸汤屈儿指推之为补，能醒人事。直其指推之为清，能进饮食。周于蕃

——推五经。五经即五指尖也。蘸汤逐一往上直推，往右运为补，往左运为泻，总期辨寒热虚实以施之。《广意》

——推三阴交。穴注上。蘸汤，从上往下推之，治急惊；从下往上推之，治慢惊。《广意》

——推心火。心火即中指端，蘸汤推之，能发汗退热。若掐之，亦能利小便。《广意》

——推肺金。肺金即无名指端。蘸汤推之，性主温通，能止咳化痰。《广意》

——推肾水。肾水即小指端。蘸汤推之，退脏腑热，利小便，小便短数，又宜补之。《广意》

——推中指节。蘸汤推内则热，推外则泻。《广意》

——推坎宫。坎宫在两眉上。蘸汤小儿眉心，分推两旁，能治外感风寒。《广意》图附卷三。

——推攒竹。攒竹在天庭下。蘸汤由眉心互往上直推。《广意》图附卷三。

——推胃脘。由喉往下推止吐，由中脘往上推则吐。均须蘸汤。周于蕃

——推肚脐。须蘸汤往小腹下推则泄，由小腹往肚脐上推则补。周于蕃

——推面部次第也。右大指蘸葱姜汤，由眉心推至囟门三十六次。随用两大指蘸汤，由天庭分推两额，并太阳、太阴、各三十六次。又以大指掐印堂五下。。。，囟门三十六下。随用大指面，左右揉转，各三十六次，掐百会穴三十六下。山根、鼻准、人中、承浆各三十六下，随于各穴亦各揉三十六次。再于主治之穴从而按摩之。自能除风痰，去寒热。其妙在适脏腑，行气血，治经络，庶无塞而不通之病。周于蕃

——推面部手部次第也。推坎宫二十四次，推攒竹二十四次，运太阳二十四次，运耳背高骨二十四次，掐承浆一下，掐两颊一下，拍两听会一下，掐两太阳一下，掐眉心一下，掐人耳一下，提两耳尖三下，推虎口三关，推五指尖，焠五指尖，运八卦，分阴阳，推三关、六府，用十大手法，运斗肘，为按摩不易之法。《广意》

按：掐由甲入，用以代针。掐之则生痛，而气血一止，随以揉继之，气血行而经络舒也。推须着力，故推必蘸汤，否则有伤肌肤。掐从按法出，推从摩法出。搓、摇、揉、运，是较推法之从轻者，亦无不从摩而出。按少而摩多者，均以宣通为得其法也。惕厉子

运 法

周于蕃曰：运则行之，谓四面旋绕而运动之也。宜轻不宜重，宜缓不宜急。俾血脉流动，筋络宣通，则气机有冲和之致，而病自告痊矣。

——运太阳。穴注上。用两大指运儿两太阳，往耳运转为泻，往眼运转为补。《广意》

——运耳背高骨。用两手中指、无名指，揉运算后高骨二十四下毕，再掐三下，治风热。《广意》

——运五经。五经，即五指端也。运之治肚胀肠鸣，上下气血不和，寒热往来，四肢抽掣。《按摩经》

——运内八卦。以大指面自干起，运至兑止。到离宜轻运，恐推动心火，余俱从重。能开胸化痰。《按摩经》

——运外八卦。外八卦在掌背。运之能通一身之气血，开脏腑之秘结，穴络平和而荡荡也。《按摩经》图附卷三。

——运水入土。治水旺土衰，食谷不化者。运土入水，治水火不济者。《按摩经》图附卷三

——运内劳宫。穴注上。医者屈中指运之。右运凉，左运汗。《按摩经》

搓 法

周于蕃曰：搓以转之。谓两手相合，而交转以相搓

也。或两指合搓，或两手合搓，各极运动之妙，是以摩法中生出者。

——搓五经。五经，即五指端也。以大指、食指合搓之，能动脏腑之气。《按摩经》

——搓食指。按：关上为风关，关中为气关，关下为命关。大指、中指合而直搓之，能化痰。《按摩经》

——搓涌泉。穴注上。左手搓向大指，则止吐。有手搓向小指，则止泻。《按摩经》

——搓脐下丹田等处，以右手周围搓摩之，一往一来，治膨胀腹痛。《按摩经》

摇　　法

周于蕃曰：摇则动之。又曰：寒证往里摇，热证往外摇。是法也，摇动宜轻。可以活经络，可以和气血，亦摩法中之变化而出者。

——摇头。两手托儿头，于耳前少上处，轻轻摇之，所谓赤凤摇头也。治惊风。《按摩经》图附卷三。

——摇斗肘。穴注上。左手托儿斗肘运转，右手持儿手摇动，能治痞。《按摩经》

——摇左右手。医者以一手掐劳宫，一手掐心经，两各摇之，所谓丹凤摇尾也。治惊风。《按摩经》图附卷三

——掐威灵、精宁二穴，摇摆之，所谓凤凰转翅也。治黄肿。《按摩经》图附卷三。

——将小儿手从轻从缓摇之，男左女右，能化痰。《按摩经》

按：按摩以下六法，由按摩变化而出者，其立法之名虽异，而立法之义则同。各篇所载主治各穴，是一病而施一法，恐有未尽之处。周氏所著，后人秘为家传，不知皆古人所传之法，具在简编，以治各证，或合数法，或合十余穴分而治之，而主治之法宜多，非一证仅用一法已也。每日治法，或二次，或三次。病轻者，或三次五次即愈；病重者，或十数次，或数十次。手法有轻重，治数有多寡，胥得其宜，按摩自无不效。其余所附诸法，亦以佐按摩之不逮者尔。惕厉子

汗　　法

周于蕃曰：凡小儿寒热互作，鼻流清涕，或昏迷不醒，一切急慢惊风等证，须用葱姜煎汤，以左手托病者头后，用右手大指面，蘸汤摩洗两鼻孔三十六次，谓之洗井灶，以通脏腑之气。随用两大指，蘸汤摩洗鼻两边二十四次。后又蘸汤，内鼻梁山根，推至印堂囟门三十六次。再用两手食指、中指、无名指、小指，将病者两耳攀转向前，掩两耳门，即以两大指自天庭左右，分推两额各三十六次。又以大指掐两太阳并印堂二十四次。掐后又将全指揉二十四次。再用两大指按两太阳，两中指按脑后两风池穴，一齐着力，按、摇三十六次，令小儿大哭出汗。即当时无汗，随后亦自有汗，或蘸葱姜汤

推肺俞穴、一窝风、内劳宫、二人上马等处，皆取汗法也。总之，面部通脏腑，无论何证，以取汗诸法为最。但蘸汤推摩后，须用手掌揩之，令头面皆干，恐水湿反招风也。即有病自汗者。亦用以取正汗。汗后须推脾土以收之。是法于风寒外感最宜，若内伤则又宜参酌也。

按：周氏汗法，求其来历不可得，岂周氏独出心裁欤，抑本之异人传授欤？余用以治外感诸邪，灵妙异常。惕厉子

吐　　法

周于蕃曰：小儿外感风寒，内伤乳食，致咳嗽呕吐，痰涎积聚，宜先用汗法。随将左手托病者脑后，令头向前，用右手中、食两指，插入喉间捺舌根，令吐。有乳吐乳，有食吐食，有痰吐痰。如初感，于一吐之后，病即告退。再按证以手法施治，则愈矣。但孩儿已生牙齿，按牙关穴，牙关立开。须用竹箸、笔杆之类，填牙龈，再入手指，庶免咬伤。须从容入口，恐伤喉腭。即或胃无积滞，用此一吐，亦舒通脏腑之气。若由版门推下横纹令吐者，不若按舌之快也。

按：仲师栀豉汤、瓜蒂散，吐法也。丹溪以吐中有发散之意。张戴人三圣散等，吐法甚多。经曰：高者越之。又曰：上者涌之。先贤用此法，不可胜数。其吐时，宜闭目，以帛束胸腹，吐不已，则饮以葱汤，皆吐中法也。余于暴感停滞，喉闭痰厥等证，以盐少许糁

汤，用竹箸敲二三百次，连饮数日，以鸡毛、鹅翎，蘸汤入喉，随探随吐，将痰涎宿食因而越之。所感外邪，失所凭依，实治法捷径也。较周氏以手按舌，并先贤用药吐者，不如此欲吐则探，欲不吐则已。权自我操，可行可止，须量其人体质为之。若气虚体弱，吐宜慎。惕厉子

下　　法

周于蕃曰：凡小儿未能语者，忽大哭不止，多是腹痛。须令人抱小儿置膝上，医者对面将两手于胸腹着力久揉，如搓揉衣服状。又将两手摩神阙，左右旋转数百次，每转三十六，愈多愈效。再煎葱姜汤加香麝少许，将两手蘸汤，于胸腹两边，分推数十次，至百余次，亦为分阴阳之法，然后从胸口蘸汤，推至脐下小腹并肚角等处，数十次，其余蘸汤，由横纹推向版门，皆下法也。总之，胸腹上下，或摩或揉，或搓或推等法，往来轻重，缓急得宜，自然消化，切勿偏用。庶脏腑不致有反复不宁之患。即有痰滞食积，在回肠曲折之间，药力所不能到者，此则妙在运动，因之消化而解矣。

按：汗、吐、下周于蕃所传之法，张氏秘之。其于家中有病者，妇孺皆悉此法，除病极速。自余将周法阅明宣著，并于其文义不顺者，从而窜易之，更令读者易习也。虽仲师有温下寒下法，而此则别有神妙之处。用是法者，自能知之，不待赘言。惕厉子

针　　法

针法失传久矣。《灵枢》、《甲乙经》俱在，习之匪易，用之为难。若周于蕃所施针法，则显而易者耳。其书内所载第一用针要诀，无论急慢惊风，于小儿不饥不饱之时，应用花针，将虎口风气命三关，并手少商、足少商等处，本惊搐之要穴，男左女右，略刺皮破血出，不可深入，恐伤小儿反变他证。针法一用，病轻者随手即愈，若重证，须将主治之穴，再用推、运、掐、揉诸法，虽病已垂危，无不可冀其回生也。

——针少商。少商在大指甲外角韭叶许。针一分，沿皮向后三分，治喉痈肿痛。周于蕃

——针端正。端正在中指端两旁。针一分，沿皮向后三分，灸七壮，治中风不省人事，并治心痛。周于蕃

——针曲池。曲池在肘外辅骨，屈肘横纹头陷中。针七分，治喉痹不能言。周于蕃

——针禾髎。禾髎在鼻孔水沟旁五分。针三分，治鼻瘜鼻塞不通者。《大成》

——针合谷。合谷在大指次指陷骨间。针三分，治喉痹、喉风肿痛者。周于蕃

按：是篇采集无多，所虑无知妄作，漫施针法，以人命为儿戏，亦慎重治法之意，识者亮之。余有一二戚友，行针法者，亦曾历言神效。术有自来，然余性多慎，终不敢见信也。惕厉子

灸　　法

《异法方宜论》：野处乳食，脏寒生满病，其法宜灸焫。故灸焫者，亦从北方来。王太仆注：水寒冰冽，故生病于脏寒也。火艾烧灼，谓之灸焫。《玉机真脏论》：或痹不仁、肿痛，当是之时，可汤熨及火灸刺而去之。又曰：筋脉相引而急病，可灸可药。《素问》言灸者不胜数。灸法分补泻。以火补者，毋吹其火，须待自灭。以火泻者，速吹其火，开其穴也。其用火也，宜清麻油灯火，或素蜡烛火。其用艾叶也，宜五月五日采，曝干，陈久者良。入臼捣细，筛去尘屑，再入臼捣，取洁白为止。须令极干，经火易燃。艾圆分大小。灸面、炷宜小；灸胸腹手足，炷大如箸。若小儿周岁后，炷如雀粪则可。其壮数多寡也，灸头项止于七壮，积至七七壮止。此外积至百壮，或五十壮，此曹氏灸法也。岂必如扁鹊三五百壮以及成千壮哉。其取穴也，坐点穴则坐灸，卧点穴则卧灸，立点穴则立灸，须四体正直为要。如稍有倾侧，徒伤好肉耳。其灸后调摄也，不可饮茶，恐解火气。不可啖饭，恐滞经气。须少停一二时，入室静卧，平心定气，切忌色欲厚味，大怒大劳，大饥大饱，恐生痰涎，阻滞病气，因灸而反致害者此也。是亦灸法之所预防者尔。

——灸尺泽。尺泽在肘中约纹上，动脉中，屈肘横

纹筋骨罅[①]陷中。灸七壮，治小儿慢惊风。《按摩经》

——灸长强。长强督脉之别络，脊骶骨端，计三分，伏地取之。足少阴少阳之会。灸三十壮，治小儿癫痫瘛瘕。《按摩经》

——灸神庭。神庭在直鼻上，入发际五分，足太阳督脉之会。灸七壮，治小儿癫痫惊风。《按摩经》

——灸少商。少商在大指甲角韭叶许。灸七壮，治五痫。周于蕃

——灸十一椎下两旁，相去各一寸五分。灸七壮，治小儿胁满，四肢不收，痃癖积聚，腹痛不嗜食，并治痎疟寒热黄疸等证。《按摩经》

——灸尾闾骨上三寸陷中。治小儿疳瘦，诸方不差者。宜在三伏日内，用杨叶煎沸汤浴之。正午时灸，灸后帛拭，见有疳虫随汗即出。《针灸大成》

——灸章门。在大横外，直季胁肋端，脇脐上二寸，两旁六寸，侧卧，屈上足伸下足举臂取之。又云：肘尖尽处是穴。灸七壮，治小儿身瘦腹胀，四肢懈惰，肩臂不举。《大成》

——灸中庭。中庭在膻中下一寸六分陷中。灸三壮，治小儿吐奶。《大成》

——灸龟尾。穴注上。灸一壮，活脱肛泻血，秋深不效者。《大成》

---

① 罅：xià（下），缝隙。

——灸脐中。三壮。《千金方》随病者年岁若干，灸若干壮。亦治脱肛。《大成》

——灸百会。百会在顶中央旋毛中，可容豆，直两耳尖。灸七壮，治中风角弓反张，涎沫时吐。《大成》

——灸鬼哭穴。以病者两手大指并缚之，用艾炷于两甲角，并甲后肉骑缝四处火灸，则病者哀告我自去为效。是治鬼魅狐惑者。《大成》

——灸足两大指内，去甲一韭叶许。治卒死暴绝鬼魇者。《大成》

——灸十四椎下，两旁各开三寸，是为精宫穴。灸七壮，专治梦遗。《大成》

——灸鬼眼穴。令病者举手向上，略转后些，则腰上有两陷可见是也。以墨点记，于六月癸亥夜亥时灸，勿令人知。专治痨虫，或四花、膏肓、肺俞亦可。《大成》

——灸十三椎下，各开三寸半。治痞块，多灸左边。如左右俱有，左右俱灸。《大成》

——灸足第二指歧叉处。五七壮。治有痞块者，左患灸右，右患灸左，灸后，即是夕腹响为验。《大成》

——灸肘尖。治瘰疬。左患灸右，右患灸左。《大成》

——灸乳后三寸，或两大拇指头。男左女右。治尸疰客忤中恶等症。《大成》

——灸左右手面中指节宛宛中。七壮。治赘疣诸

痣。《大成》

——灸两手大指缝。或足二指上一寸半，治肿满。《大成》

——灸治偏坠者，用秆心一条，量病者口两角为准，折为三段如“△”字样。以一角安脐中心，两角安脐下两旁，尖尽处是穴。左患灸右，右患灸左，左右俱患，左右俱灸。艾炷如粟米大，四十壮止。《大成》

——灸足大指、次指中节横纹当中处。四十壮。治疝痛，心痛，小腹急痛。《大成》

按：病宜灸者甚多，就目前常用音略举一二。然其中有宜灸亦有禁灸者。《针灸大成》一书不可不读也。第古人灸法，用艾置肤上，以火燃之，恰受炮烙之伤，病者见之皆惧，不如用生姜切片，以艾燃温，置穴上，一经烙痛，即将姜片艾火撤去，庶免痛若，较古法为尤精。是说亦本之先贤，今时皆遵之。惕厉子

焠　法

焠法，楚人多用之。取肥白灯芯，截三四寸长，微醮麻油，烘干，燃着，右手平持灯芯，以尾下垂，按穴淬之。一近皮肤即提起，煏[1]煿有声，须手法灵捷，勿致灼伤肌肉。夏禹铸所谓元宵火也。

——焠脐风。小儿生七日，脐风初发，吮乳必少，

① 煏 bì（壁）：用火焙干。

眼角眉心有黄色，即用灯火于囟门、眉心、人中、承浆、两手大指少商等处，各一燋，脐旁四围六燋。脐带未落，于带口一燋，如既落，则于落处一燋，共十三燋，风遂止而黄退矣。若黄色到鼻，犹易治。人中、承浆俱黄则重。至唇紧舌强为无治。周于蕃

是证发时，腹上有青筋一条。若上行分枝至心下则危，宜用灯火于青筋尽处，各一燋，分枝总叉处三燋，青筋下缩者吉。周于蕃

如有病家因小儿畏火者，用肥白灯芯，截寸许长，不蘸油，稍用口津，粘各穴上，以火燃之，近肉即熄，用以代焠。但力轻，当用一燋者，须三倍之。周于蕃

——焠胎寒。小儿生一二日内，面青唇白，不乳不啼，肢冷拳缩，或腹痛啼哭不已，皆胎寒也。用灯火于囟门、眉心、脐心各一燋，脐旁四围六燋。左右足跟两旁各一燋，共十五燋。声音不出者，肺俞穴二燋，左右少商各一燋。周于蕃

——焠霍乱。人身营卫之气，为邪气所阻，不能流通，则手足厥冷，肚腹疼痛，身有红点隐隐者，此名斑痧，亦名番痧。俗以厥冷谓为阴痧者，非也。以灯芯微蘸油，点火焠之，其病即松。王孟英

砭　　法

砭石，针也。《山海经》：高氏之山多针石。《素问·异法方宜论》：东方之民，黑色疏理，其病痈疡，

其治宜砭石。古人针砭并重，药石同称。《史记·仓公传》：年二十，是谓易贸，法不当砭灸。汉时犹有此法，后世废之，并不识其石。博考诸书，只瓷锋砭血法，有以石刺病遗义。爰亟录之，亦礼亡羊存之意耳。

——砭赤游丹也。丹毒赤肿，先以水漱口，吮恶血各聚一处，用细瓷一片击碎，取锋芒者，将箸头劈破夹定，以线缚之。左手二指捻定，右手另取一箸，将锋芒对恶血处，轻轻击破。血出后，以玉红膏封之。如小儿生在百日内者，忌用。患在头者，亦忌用。《医宗金鉴》

附：秘传极验方：银珠一钱，明雄黄五分，共研细末糁之，或敷亦可。

浴　　法

《玉机真脏论》：脾风治法，可按、可药、可浴。《至真要大论》摩之浴之。是浴法为歧黄所用有。汉有仲师，述伊尹汤液之法，古治遂弃而不讲用。特搜录浴法数条，以存古法之遗。

——《千金方》浴法也。凡浴小儿汤，须冷热调和，勿令儿惊而生疾也。第在冬不可久浴，浴久则伤寒。夏不可久浴，浴久则伤热。若频浴而儿背受冷，则发痫，如不浴又令儿毛落。

——《千金方》浴法也。凡新生儿，以猪胆一枚，取汁投汤，其汤则宜用桃根、梅根、李根各二三枝，㕮咀。以水三斗，煮取二十沸，去滓，浴之能除不祥，令儿终身无疮疥。

——《简要济众方》浴法也。小儿初生，以益母草半斤，剉细，煎汤温浴之，能除百病。

——痘证浴法也。水杨叶无叶用嫩枝一斤，煎汤去滓，加酒少许，俟凉热得宜，入密室中浴之。头面胸背宜少浴，治痘将出未出时，为寒邪所束，标不见，出不快，等证。

——《证治准绳》浴法也。凡浴小儿后，以蚌粉轻轻扑之，然后包裹，能辟邪收湿散气。

盦　　法

盦法，《说文》同盦。《六书索隐》借为庵舍之庵。古人印章多用之。《集韵》乙盍切，音额。《说文》：覆盖也。徐铉曰：俗作窨。是盦与敷法相似，又与熨法相类。而其实不同，世俗所谓帮胸口者，即此盦法之义也。

——葱豉盦法也。连须葱白、生姜、淡豆豉等分，加盐少许，捣烂作饼盦脐上。散风寒，理积滞，兼治二便不通。《宝鉴》

——荞饼盦法也。醋炒荞麦麸为两饼，更换覆额上，取汗。以收风毒，治风寒头痛。《理瀹骈文》

——葱螺盦法也。皂角、生半夏、麝香为末，填脐内，外用田螺、葱白捣饼盖之，治小便不通。吴尚先

——硝黄盦法也。大黄、芒硝、葱白捣饼，盦胸

口，治热结胸，治小儿可，治大人亦可。《理瀹骈文》

——巴豆盦法也。巴豆、飞面同捣饼，盦胸口，贴肉衬薄布一层，防巴豆油近肉起泡。以熨斗熨饼上，治寒结胸。《理瀹骈文》

——大黄盦法也。醋调大黄末为饼，庵脐上，治吐血，此釜底抽薪法。《理瀹骈文》

——葱姜盦法也。葱姜擂细，大人掌上搓热，贴囟门，治月内小儿伤风鼻塞发搐。《理瀹骈文》

——黑豆盦法也。黑豆一升，煮擂烂，盦腰上。治肾经痘，腰痛遍身痛。《理瀹骈文》

疏　表　法

陈飞霞曰：凡小儿无论风寒食积，将出痘疹，于发热时，宜用葱一握，捣烂取汁，少加麻油和匀，以指蘸葱油，摩运两手心，两足心，并前心头面项背诸处。每处二十四下，随以厚衣裹之，并蒙其首。取微汗不可大汗。此等汗法，最能疏通腠理，宣通经络，使邪气外出，不致久羁营卫，而又不伤正气，可以佐周于蕃用汗法也。

清　里　法

陈飞霞曰：小儿身热至二三日后，邪已入里，五心烦热，坐卧不宁，口渴多啼，胸满气急，面赤唇焦，大小便秘，此为内热也。用鸡蛋一枚，去黄取清，入麻油约与蛋清相等，再加雄黄末一钱，搅匀炖温，以妇女乱发一团，蘸蛋清于胸口拍之，至脐轮止。须拍半个时之久，即以所用之发，敷于胸口，以布扎之，一炷香后即去。以蛋清滋阴退热，麻油、雄黄，拔毒凉肌。身有热者，用之能退，即无热而啼哭焦烦，神志不安，去蛋清，专用麻油雄黄，乱发拍之，敷胸口，即时安卧。是法救危险之证，功难殚述也。

解　烦　法

陈飞霞曰：小儿实热证，痧疹毒盛，面赤口渴，五心烦躁，啼哭不已，身热如火，气喘鼻扇，扬手踢足，一时药不能及。用铅粉一两，以鸡蛋清调匀。敷胸口及两手心，复用酿酒小曲十数枚，研烂，和热酒作二饼，贴两足心，布扎之。少顷，其热即散于四肢，心里清凉，与前清里法相似。

开　闭　法

陈飞霞曰：小儿风痰闭塞，昏沉不醒者，药不能入，甚至灸不知痛，总由痰塞其脾之大络，截其阴阳升降之隧道也。证虽危险，急用生菖蒲、生艾叶、生姜、生葱各一握，共入臼捣如泥，以麻油、原醋同炒热，布包之。从头项胸背四肢，乘热下熨，其痰即豁，自然苏醒。此方治小儿可，即治大人亦可，凡闭证皆效。

引 痰 法

陈飞霞曰：小儿痰嗽气喘，有升无降，喉如锯声，须引而下行，最为得法。生白矾一两，研末。入麦面一两，或米面亦可。用原醋和作成饼，以白矾见醋即化，入面取其胶粘也。冬寒日宜炖温，贴两足心，布包之，一宿痰自下。

暖 痰 法

陈飞霞曰：小儿胸有寒痰，一时昏迷，醒则吐痰如绿豆粉，浓厚而带青色，此痰之生于寒者。前法皆不能化，惟生附子一枚，生姜一两，同捣烂炒热，布包熨背及胸。熨完，将姜、附捻成一饼，贴入胸口，久则痰自开。

纳 气 法

陈飞霞曰：小儿虚脱喘急，真气浮散。适值危亡之顷，诸药莫效，用吴茱萸五分，胡椒七粒，五倍子一钱，研极细末，和酒成饼，填实肚脐，以带扎之，其气自顺。

通 脉 法

陈飞霞曰：小儿忽手足厥冷，总由表邪闭其经络，或风痰阻其营卫，又或大病后阳气不达于四肢。速用生姜煨熟，捣汁半小杯，略入麻油调匀，以指蘸取，摩两手足心，兼用搓揉，以通经络。俟其热回，以纸拭去之。此法不论阴阳虚实用之皆效。

定　痛　法

陈飞霞曰：小儿胸腹饱闷，时觉疼痛，用食盐一碗，锅内炒热，布包之，由胸腹从上运下，冷则又炒又运。盐定血分，最能软坚，所以止痛。即以治男妇气痛，皆能取效。由疏表至此九法，皆古书不载，实由异人传授，经验既久，神效无匹，笔之以公诸天下后世者。

按：陈飞霞九法，外治确精，实有神效，及措词殊多未洽。余不辞僭妄，取其义，易其辞，以求明显，务期读者一目了然，方能惬心贵当。是卷二十八法，以之治小儿可，以之治大人亦可，切勿视为泛常也。惕厉子

熨　　法

《史记·扁鹊传》：案杬毒熨烫。《索隐》：案杬，谓按摩而玩弄身体使调也。毒熨者，谓毒病之处，以药物熨贴也。熨法昉[①]自扁鹊，而今时多不用者，以为外治特其小技耳。不知《灵枢》、《素问》外治者不胜书，余尝仿其法以行之，确有神效，不敢自私，亦不敢自秘。每遇病者食积痰滞，结于胃脘，宜辛开苦降以治之，设

① 昉：fǎng（访）曙光初现，引申为开始。

误服攻下大剂，正气已伤，积滞未去，此时邪实正虚，无论攻下不可，即消导破耗之剂，并不敢施，惟有用熨法外治。炒枳壳、炒莱菔子各一两，大皂角一条，食盐五钱，共研末，白酒炒温，用青布扎好，乘热熨之。积滞渐除，胸次自能舒适。此惕厉子自制一方，志之以就正有道者。

咒　法

太阴化生，金水之精，蛮剑披发，手执宝刀，三界横行，沏里流惊。东王公，西王母，急去山中采果，莫休小儿身上作祸，南斗六司寿星，北斗七元解厄星，吾奉太上老君急急如律令敕。收惊神咒

按：咒内莫休“休”字，应是“将”字，文义方顺。记此，以待识者正之。惕厉子

天苍苍，地苍苍，小儿夜啼惊不祥，吾师今日来收捉，小儿即夕立安康。天惊地惊，年惊月惊。日惊时惊，水惊火惊，前檐公吊惊，后檐公吊惊，六六三十六惊，吾师奉法来收捉，要受铁枷铁锁形，诸神速速远离去，小儿稳睡永安宁。吾奉太上老君急急如律令敕。收惊神咒

勃疟勃疟，四山之神，使我来缚。六丁使者，五道将军，收入精气，摄汝神魂。速去速去，免逢此人。截疟咒

按：是咒系袁简斋传。凡有疟疾者，临发时，朗诵

不断，即止。

天火烧太阴，地火烧太阳，五雷灵不灭，烧断诸不祥。截疟咒

按：是咒系宋西桥传。用米粉作饼，蒸熟，新笔调朱砂，将天火至不祥二十字，即于饼上写三次，后录病疟者姓名，预前食自一止。

我从东方来，路逢一池水，水内一尊龙，九头十八尾，问他吃甚么，专吃疟疾鬼。太上老君急急如律令敕。截疟咒

按：是咒于久疟不愈者，以枣一枚，安病者口上诵三遍。将枣纳于口中食之，即愈。

吞骨散，化骨丹，化龙下海入深滩。即吞即化，无论铜铁皆化开。吾奉太上老君急急如律令。诸骨卡喉咒

按：是咒，须面东持水一碗，右手剑诀书符。符曰：龙儿奉化神符敕令，书毕，诵咒七遍，用剑诀在水碗内点三点，令卡者一气吞下，其效如神。

按：水碗须用炼水法，每日晨起，净心沐手焚香，面东持水如前法，七咒毕，诵咒者自将水碗内之水，一气吞完，如此四十九日，不可间断，以后用之如神。

赤眼神，赤眼神，我今知道你缘因，你是相公门前扫街人，只因灰尘吹入目，至今留下赤眼人。火眼咒

按：是咒杨子坚法，念前咒毕，将病眼吹一口，即念急急如律令。

年不利，普安保利。月不利，普安保利。日不利，

普安保利，时不利，普安保利，一切九重房内有犯，普安到此百无禁忌。犯龙头，报龙头，犯龙腰，报龙腰，犯龙爪，报龙爪，犯龙尾，报龙尾。弟子巽风一口，一吹一千里，二吹二千里，三吹三千里，太上老君急急如律令。犯眼咒

按：是咒杨子坚法，左手持剑诀，指眼诵咒毕，将眼吹三口。如吹太过，则瞳人反背，再将前咒诵一遍，呵一口，则瞳人如故。

天灵灵，地灵灵；家先香火不安宁，厨处前头多秽犯，挖窖动土侵龙神，弟子念来神即晓，各安方位守家庭。我今拜请三光至，开尔翳障霎时明，一切火风皆灭没，神龙依旧复天真。吾奉太上老君急急如律令。犯眼咒

按：是咒杨子坚法，手用剑诀默诵，左眼书霄字，右眼亦书霄字，左右眼俱重书霸字，随吸气一口吹之。

天上金鸡叫，地下锦鸡啼。两鸡来相斗，万毒化为泥。吾奉太上老君急急如律令。犯翳咒

按：是咒杨子坚法，诵毕书散字于翳上。运神以手抓出，得脚叫一声，曰散。总要平时练习，用之方灵。

监生之神，卫生之灵，脱骨成始，化骨成形。骨速开，骨速开，勿伤母命，勿损子胎，敬请九老仙子君，日月光明普照生。吾奉太上老君急急如律令。催生神咒

按：是咒虔诚默诵三遍，昼对太阳，夜对灯光，衣冠正揖，乃用黄纸一条，持朱砂新笔，于纸中间写一哞

字，顶上写马，挨次顺与，圆圈合缝。切勿潦草，写毕付产妇亲人，用温水一盏，持符于烛上焚化，入水巾，令产妇服下即产，兼能保胎，并下死胎。且写符时，便知生男生女，以写马字合缝，数双生女，数单生男，以无心写之最为应验。

摩家公，摩家母，摩家子儿苦，客忤从我始，扁鹊虽良不如善唾良。《千金方》客忤咒

按：是咒先用粉为丸，鸡子大，摩儿囟门上及手足心各五遍，又摩心腹脐上下十数次，摩讫，唾而咒，唾讫，弃粉丸于路旁。

天苍苍，地皇皇，我家有个夜啼郎，来往君子念一遍，小儿睡到大天光。《保婴易知录》夜啼咒

按：是语用纸敬书，书后遍贴路旁，为人易见之处，总不要四眼见。

按：咒法本上古祝由之义，其中或效或不效。病者邪气已衰，而咒者须习于平时，用之于当境，又加以精诚格之，原无不效。若邪气方张，咒者又潦草塞责，恐不足治病也。儒者于符咒诸术，辄指为怪诞不经，谓为江湖伎俩耳。然亦思善操是术，确有神效，则诚解无可解而不可不信者，若竟以诬妄斥之则过矣。惕厉子

厘正按摩要术卷二音释

瘕——音遐，腹中积块。有物形曰瘕。

跻——同跷，举足行高也。

鼽——音裘，鼻流清水也。

衄——俗衄字，音忸，鼻出血也。

拿——同拿，持也。

颙——俗作腮，音鳃，颊腮。

肘——音帚，臂节也。

踝——花，上声，拐骨也。

醪——音劳，浊酒。

肋——音勒，肋骨也。

膊——音薄，肩膊。

苏——本音苏。

跌——音迭，仆也。

祛——音墟，禳也，逐也。

祟——音粹，神祸也。

痞——符鄙切，音否，病结也。

噎——乌结切，音咽，饭窒也。

呕——于口切，吐也。

胀——音帐，腹满也。

臀——音屯，尻也。

摆——拜，上声，开也，拨也。

焫——本作爇，烧也。

痹——音卑，湿病也。

骶——音帝，背谓之能。

癫——音颠，狂也。

癥——音征，腹结病也。

痃——音贤，癖病。

痎——音皆，二日一发疟也。

些——泻、平声，少也。

瘰疬——音棵历，筋结病也。

疰——音注。

疣——音由，疣赘也。

秆——与杆同，稻穰谓之秆。

芯——音心，俗谓之灯草。

煏——音偪，火干也。

煿——音博，本作爆。

吮——音兖，舐也。

燋——音椒，与焦通，伤火也。

粘——同黏，音占。

跟——音根，足踵也。

砭——贬，平声。以石刺病也。

捻——念，入声，捏也。

㕮——音府，㕮、咀嚼也。

疥——音戒，疮疥。

剉——音锉，斫也。

蚌——音棒，蜃属。

盍——音阖，覆也。

麸——音敷，小麦屑皮也。

搐——音若六畜之畜，谓动而痛也。

臼——音咎，石臼，可舂米。

捣——俗擣字，手椎也。

腨——音踹，腓肠也。

魇——音餍，梦惊也。

腠——音凑，肉理分际也。

搅——音绞，乱也。

炖——音燉，火盛貌。

锯——音具，刀锯。

杬——音玩，《史记》案杬毒熨，谓按摩而玩弄身体使调也。

伎俩——音技两，巧也。

肓——与盲异，音荒。膏肓，心上鬲下也。

厘正按摩要术卷三

宝应　惕厉子　张振鋆原名泉筱衫纂辑
丹徒　张　质幼樵校刊
江都　韩广宏毅庵校刊

取　　穴

先贤言：诊脉难，取穴尤难。取穴之准，宜先审定各脏各腑经络之穴，悉遵《铜人》图注，始之以肺经，终之以督脉。其后所列正身、覆身、阳掌、阴掌、足部各图，是本周于蕃而又参诸家之说，大半《铜人》图所未载，亦仍其旧，以图之注之。是书按摩各法，纯以手法见长。其如何下手法，尤非图不足以寻其迹，非注不足以明其用。以故附列推坎宫、推攒竹、双凤展翅，以至运水入土，运土入水诸图，荟为一编，俾习医术者，按图读注，因证施治以取穴，为按摩之要事。故是卷于凡可图者，均一一罗列于后。

手太阴肺经

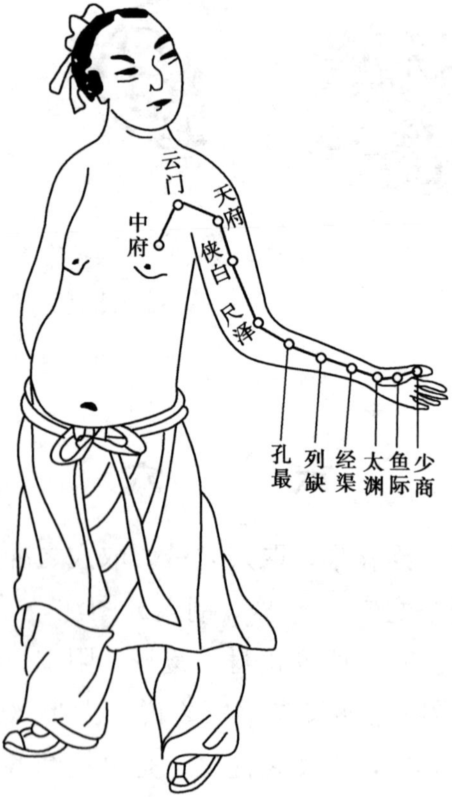

肺 经 图 注

中府云门下一寸六分。云门巨骨下二寸。天府腋下三寸，侠白肘上五寸。尺泽肘中约纹上。孔最腕上七寸。列缺腕上一寸五分。经渠寸口陷中。太渊掌后横纹头。鱼际大指本节后内侧白肉际。少商大指内侧去爪甲角韭叶许。

手阳明大肠经

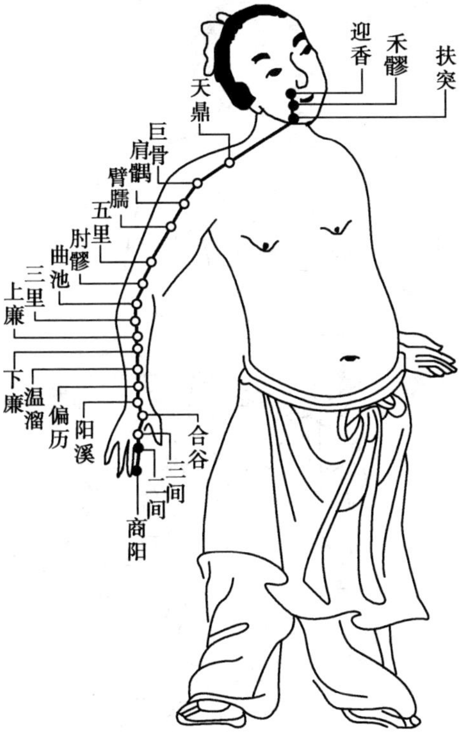

大肠经图注

商阳食指内侧。二间本节前。三间本节后陷中。合谷虎口歧骨间。阳溪腕上侧。偏历腕后三寸。温溜腕后五寸。下廉曲池前五寸。上廉曲池前三寸。

三里曲池前二寸。曲池屈骨纹尽头。肘髎大骨外廉。五里大筋中央，肘上三寸。臂臑肘上七寸。肩髃肩端，举臂取之。巨骨肩尖上端。天鼎喉旁四寸。扶突天鼎旁五寸。禾髎水沟旁五分。迎香禾髎上一寸。

足太阴脾经

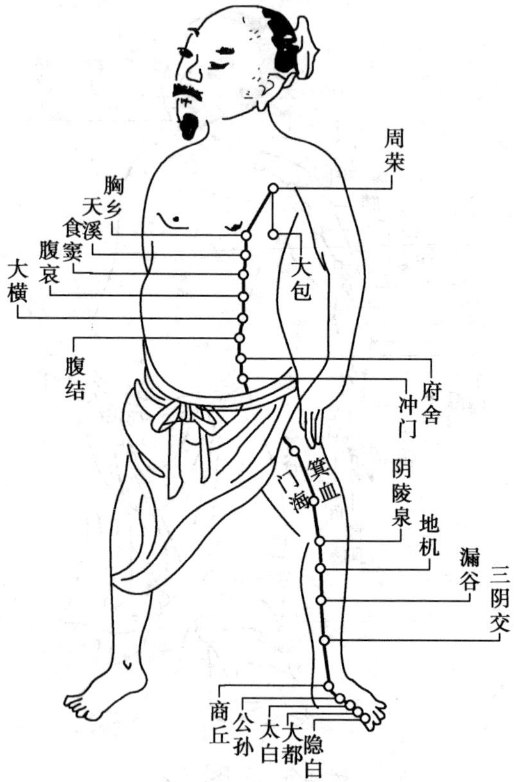

脾经图注

隐白大趾内侧。大都本节后陷中。太白大趾内侧核骨下。公孙本节后一寸。商丘内踝陷中。三阴交内踝上三寸。漏谷内踝上五寸。地机内踝上六寸。阴陵泉膝下内侧。血海膝上内侧。箕门鱼腹动脉中。冲门期门下一尺五分。府舍期门下九寸。腹结期门下六寸八分。大横期门下五寸五分。腹哀期门下二寸。食窦天溪下一寸六分。天溪胸乡下一寸六分。胸乡周荣下一寸六分。周荣中府下一寸六分。大包腋下六寸。

足阳明胃经

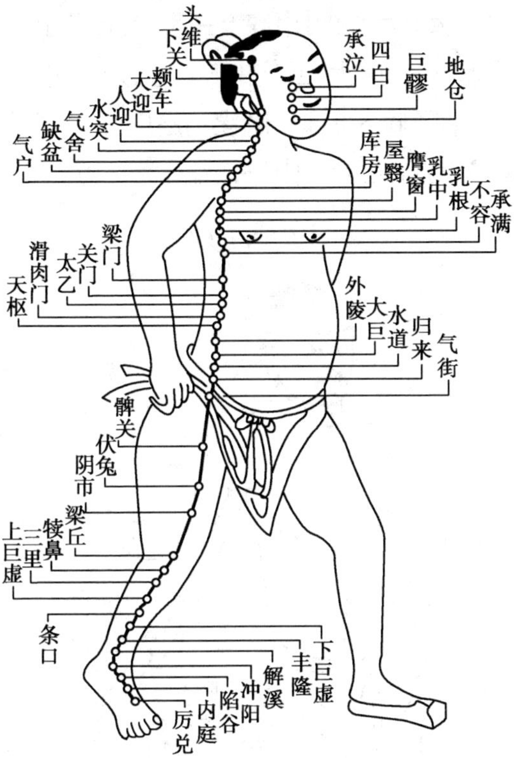

胃 经 图 注

承泣目下七分。四白目下一寸。巨髎鼻孔旁八分。地仓夹吻四分。大迎颔下一寸三分。颊车耳下八分。下关耳前动脉。头维神庭旁四寸五分。人迎喉旁一寸五分。水突人迎下。气舍水突下。缺盆气舍下横骨内。气户璇玑旁四寸，去乳六寸四分。库房气户下一寸六分。屋翳库房下一寸六分。膺窗屋翳下一寸六分。乳中乳头中。乳根乳下，去乳中一寸六分。不容巨阙旁三寸。承满不容下一寸。梁门承满下一寸。关门梁门下一寸。太乙关门下一寸。滑肉门太乙下一寸。天枢脐旁二寸。外陵天枢下一寸。大巨天枢下二寸。

水道天枢下四寸。归来天枢下六寸。气街鼠鼷上一寸。髀关膝上一尺二寸。伏兔膝上六寸。阴市膝上三寸。梁丘膝上二寸。犊鼻膝膑陷中。三里膝下三寸。上巨虚膝下六寸。条口膝下七寸。下巨虚膝下八寸。丰隆膝下九寸。解溪内庭后六寸五分。冲阳内庭后五寸，陷谷内庭后二寸。内庭次趾外间。厉兑次趾端。

手少阴心经

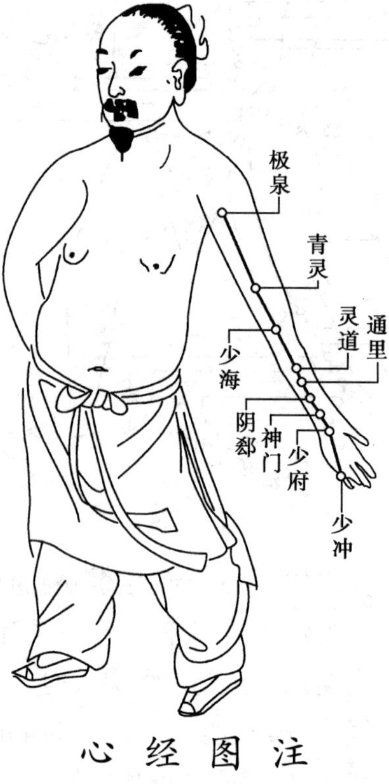

心 经 图 注

极泉腋下大筋间。青灵肘上三寸。少海肘后五分。灵道掌后一寸五分。通里腕后一寸。阴郄腕后五分。神门掌后锐骨间。少府本节后。少冲小指内侧。

手太阳小肠经

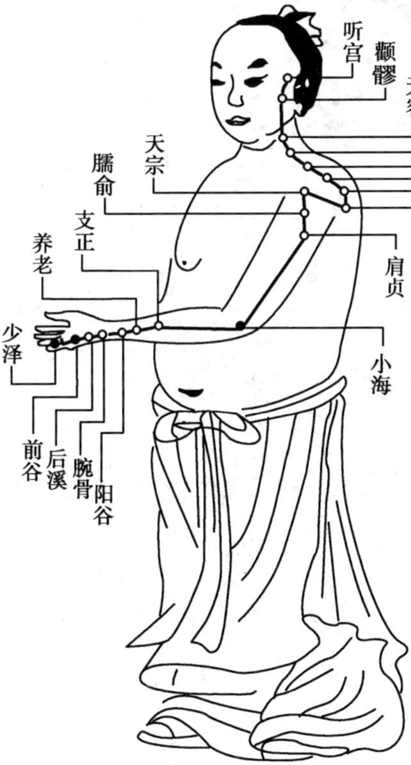

小肠经图注

少泽少指外侧。前谷本节前。后溪本节后，捏拳取之。腕骨腕前骨陷侧。阳谷锐骨下陷中。养老腕上一寸。支正腕后五寸。小海肘端五分。肩贞肩胛下两骨间。臑俞大骨下陷中。天宗大骨后。秉风肩髎外举臂取之。曲垣肩中曲胛陷中。肩外俞胛后一寸。肩中俞胛后二寸。天窗扶突后陷中。天容耳下曲颊后。颧髎面上鸠骨锐瑞。听宫耳端大如菽。

足少阴肾经

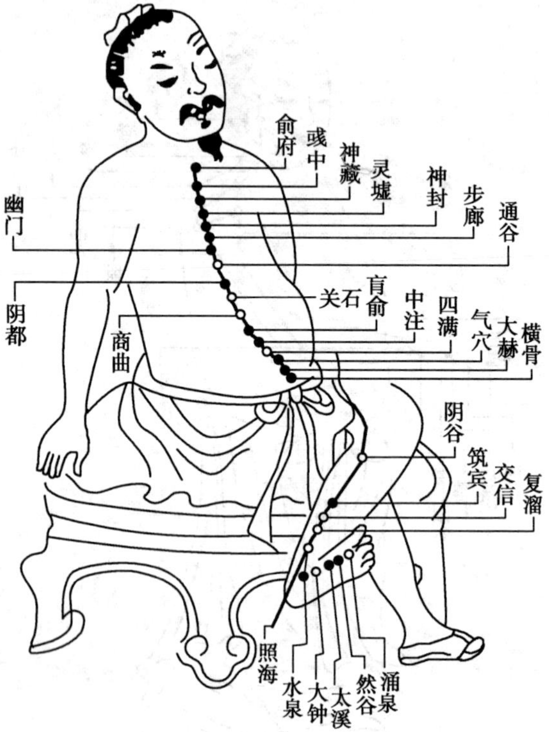

肾 经 图 注

涌泉足掌心。然谷内踝下一寸。太溪内踝后跟骨上。大钟足跟后踵边。水泉太溪下一寸。照海内踝下一寸[①]。复溜足跟上前二寸。交信内踝上二寸。筑宾内踝上腨内分肉间。阴谷膝旁曲膝纹间。横骨大赫下一寸。大赫气穴下一寸。气穴四满下一寸。四满中注下一寸。中注肓俞下一寸。肓俞脐旁五分。商曲肓俞上一寸。石关商曲上一寸。阴都石关上一

① 内踝下一寸：原作“内踝下四寸”，据《针灸甲乙经》卷三改。

寸。通谷阴都上一寸。幽门通谷上一寸。步廊神封下一寸六分。神封灵墟下一寸六分。灵墟神藏下一寸六分。神藏彧中下一寸六分。彧中腧府下一寸六分。俞府璇玑旁二寸。

足太阳膀胱经

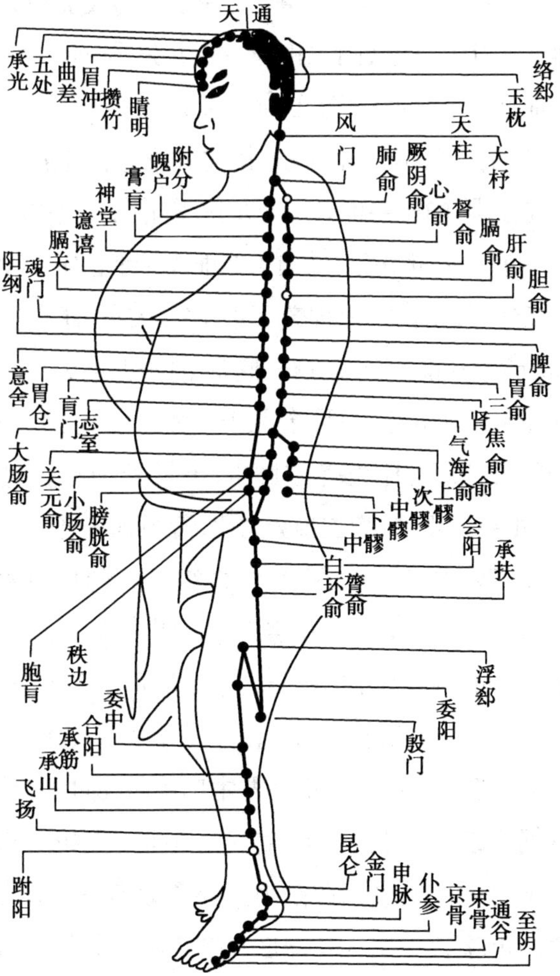

膀胱经图注

睛明目内眦。攒竹眉头陷中。曲差发际上五分。五处发际上一寸。承光发际上二寸五分。通天承光后一寸五分。络郄通天后一寸五分。玉枕络郄下一寸五分。天柱发际内大筋外廉陷中。大杼第一椎旁一寸五分。风门二椎旁一寸五分。肺俞三椎旁一寸五分。厥阴俞四椎旁一寸五分。心俞五椎旁一寸五分。督俞六椎旁一寸五分。膈俞七椎旁一寸五分。肝俞九椎旁一寸五分。胆俞十椎旁一寸五分。脾俞十一椎旁一寸五分。胃俞十二椎旁一寸五分。三焦俞十三椎旁一寸五分。肾俞十四椎旁一寸五分。气海俞十五椎旁一寸五分。大肠俞十六椎旁一寸五分。关元俞十七椎旁一寸五分。小肠俞十八椎旁一寸五分。膀胱俞十九椎旁一寸五分。中膂俞二十椎旁一寸五分。白环俞二十一椎旁一寸五分。上髎第一腰空。次髎第二腰空。中髎第三腰空。下髎第四腰空。会阳尻骨旁。附分二椎旁三寸。魄户三椎旁三寸。膏肓四椎旁三寸。神堂五椎旁三寸。譩譆六椎旁三寸。膈关七椎旁三寸。魂门九椎旁三寸。阳纲十椎旁三寸。意舍十一椎旁三寸。胃仓十二椎旁三寸。肓门十三椎旁三寸。志室十四椎旁三寸。胞肓十九椎旁三寸。秩边二十椎旁三寸。承扶臀下陷中。浮郄承扶下六分。委阳承扶下一寸六分。殷门承扶下六寸。委中腘中约纹间。合阳委中下三寸。承筋脚跟上七寸。承山腨下分肉间。飞扬外踝上七寸。跗阳外踝上三寸。昆仑后跟陷中。仆参踝骨下。申脉外踝下五分。金门申脉下一寸。京骨足外侧骨际。束骨本节后陷中。通谷本节前陷中。至阴小指外侧。

足厥阴肝经

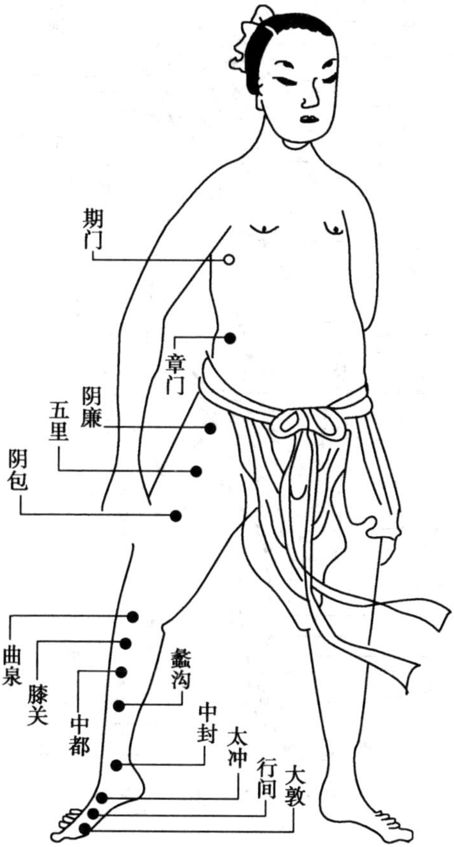

肝　经　图　注

大敦大趾端。行间大趾缝中。太冲本节后二寸。中封足跟前一寸。蠡沟内踝上五寸。中都内踝上七寸。膝关犊鼻下二寸。曲泉曲膝横纹尽处。阴包膝上四寸。五里气冲下三寸。阴廉气冲下一寸。章门下脘旁九寸。期门巨阙旁四寸五分。

足少阳胆经

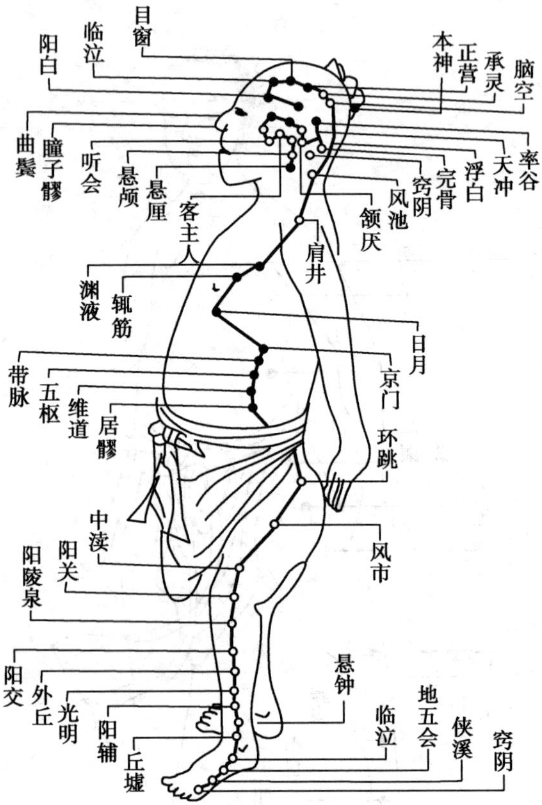

胆 经 图 注

瞳子髎锐眦五分。听会耳前陷中。客主人耳前起骨中，开口取之。颔厌脑空下。悬颅曲角中。悬厘脑空下曲角上。曲鬓耳上发际。率谷耳上一寸五分。天冲耳后入发二寸。浮白耳后入发一寸。窍阴完骨上。完骨耳后入发四分。本神神庭旁二寸。阳白眉上一寸。临泣发际上五分。目窗发际上一寸五分。正营发际上二寸五分。承灵发际上四寸。脑空发际上五寸五分。风池耳后发际陷中。肩井肩上陷中。渊液腋下三寸。辄筋期门下旁。日月期门下五分。

京门日月下。带脉章门下一寸八分。五枢带脉下。维道章门下五寸三分。居髎章门下八寸三分。环跳髀枢宛宛中。风市垂手中指尽处。中渎膝上五寸。阳关阳陵泉上三寸。阳陵泉膝下一寸。阳交外踝上七寸。外丘外踝上六寸。光明外踝上五寸。阳辅外踝上四寸。悬钟外踝上三寸。丘墟外踝前陷中。临泣侠溪后一寸五分。地五会侠溪后一寸。侠溪趾后岐骨间。窍阴小趾次趾之间。

手厥阴心主经

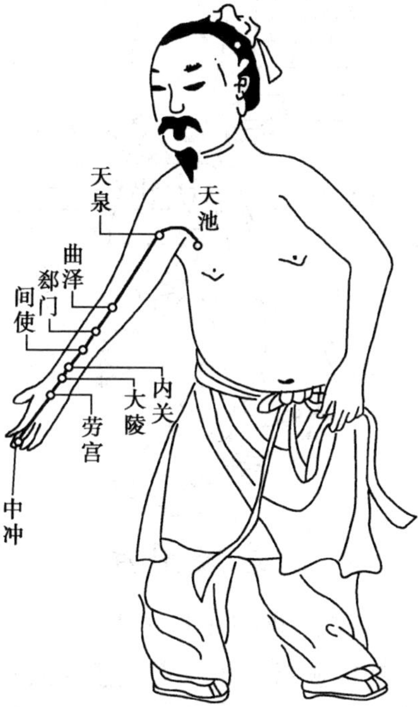

心包络经图注

天池乳后一寸。天泉曲腋下二寸。曲泽曲肘陷中。郄门去腕五寸。间使腕后三寸。内关腕后二寸。大陵掌后两筋间。劳宫掌心。中冲中指端。

手少阳[①]三焦经

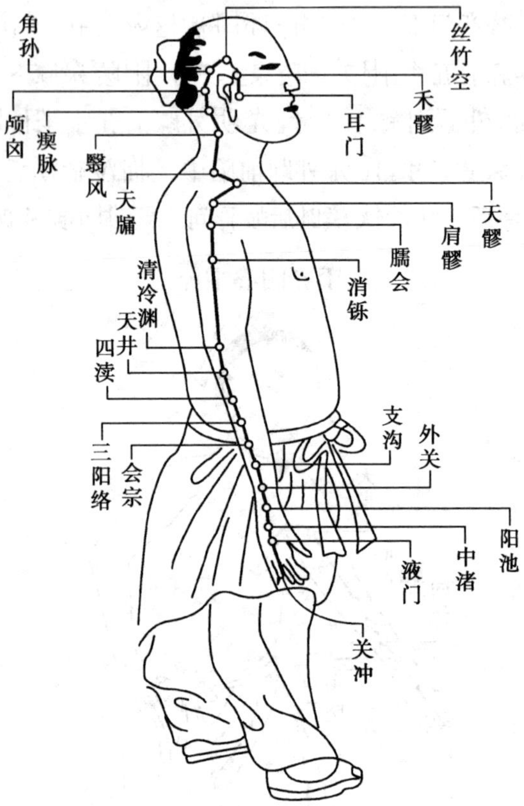

三焦经图注

关冲无名指外侧。液门小指次指陷中。中渚去液门寸。阳池腕上陷中。外关腕后二寸。支沟腕后三寸。会宗腕后三寸内侧。三阳络腕后四寸。四渎肘前五寸。天井肘外大骨后骨罅中。清冷渊肘后二寸。消铄臂外对腋处。臑会肩前三寸。肩髎臑上陷中。天髎缺盆陷处。天牖天容外。翳风耳后

① 阳，误作“阴”，据医理改。

尖角陷中。瘈脉耳后青筋处。颅囟瘈脉上。角孙耳廓中间上。耳门耳前起肉中。禾髎耳前动脉。丝竹空眉后陷中。

任　脉

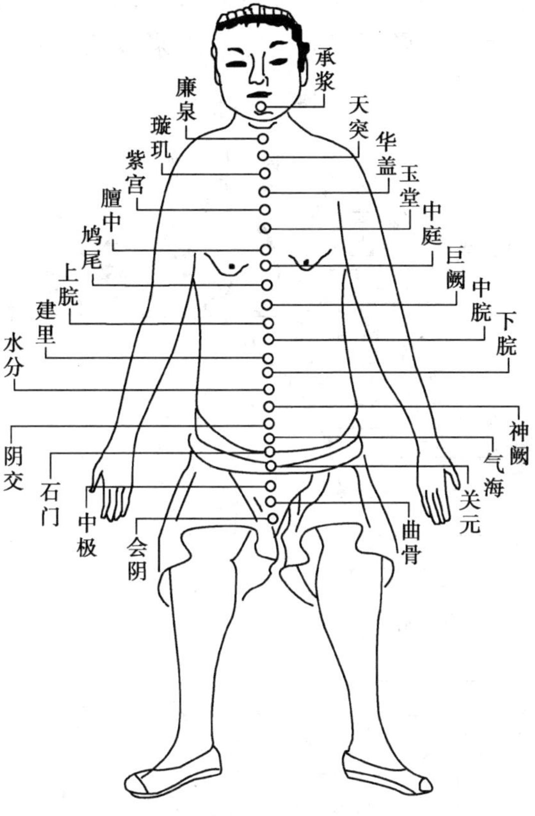

任脉图注

会阴两阴中间。曲骨横骨上毛际陷中。中极脐下四寸。关元中极上一寸。石门关元上一寸。气海①脐下一寸五分。阴交脐下一

① 气海：原误为“气泽”，据《针灸甲乙经》卷三改。

寸。神阙脐中。水分脐上一寸。下脘脐上二寸。建里脐上三寸。中脘脐上四寸。上脘脐上五寸。巨阙脐上六寸。鸠尾脐上七寸。中庭脐上八寸。膻中中庭上一寸六分。玉堂膻中上一寸六分。紫宫玉堂上一寸六分。华盖紫宫上一寸六分。璇玑华盖上一寸六分。天突璇玑上一寸六分。廉泉颈下结喉上。承浆唇下陷中。

督　脉

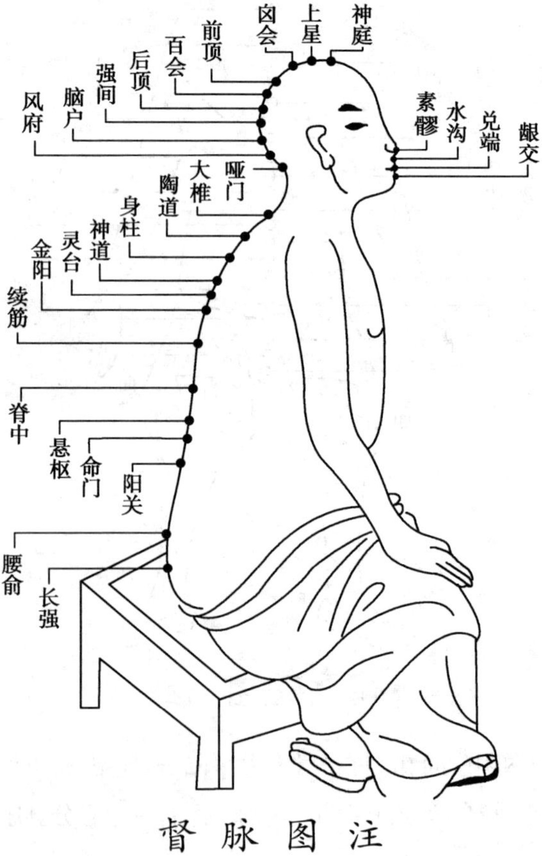

督脉图注

长强骶骨端三分。腰俞二十一椎下。阳关十六椎下。命门十四椎下。悬枢十三椎下。脊中十一椎下。续筋九椎下。金阳七椎下。灵台六椎下。神道五椎下。身柱三椎下。陶道一椎下。大椎第一节上。哑门发际上五分。风府发际上一寸五分。脑户去顶四寸五分。强间脑户上一寸五分。后顶强间上一寸五分。百会顶中。前顶发际上三寸五分。囟会发际上三寸。上星发际上一寸。神庭发际上五分。素髎鼻端。水沟人中。兑端唇上端陷中。龈交上齿内。

正身图

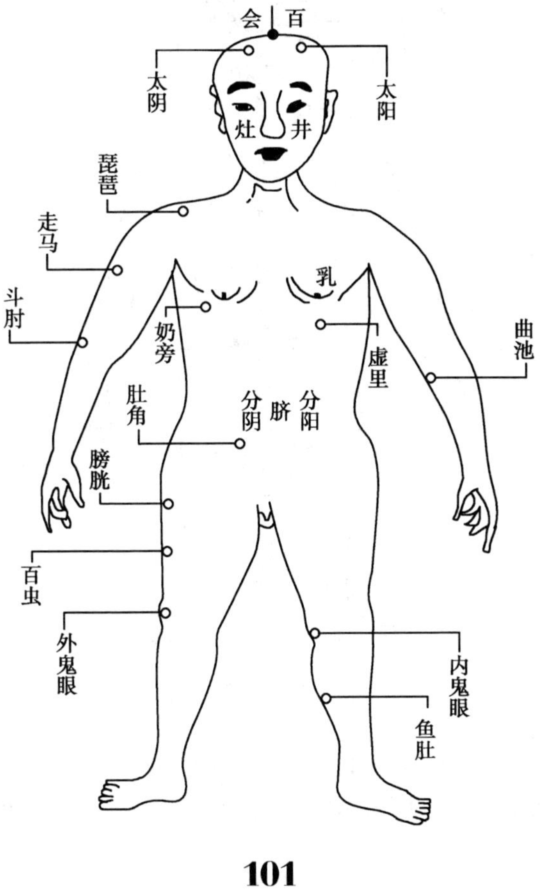

正身图注

正身各穴，已载于《铜人》图者不复注。第井灶在两鼻孔，琵琶在肩井下，走马在琵琶下，斗肘在肘弯背后尖处，肚角在脐下左右，虚里在左乳下三寸，奶旁在两乳旁，外鬼眼在膝前，百虫在鬼眼上，膀胱在百虫上。

覆身图

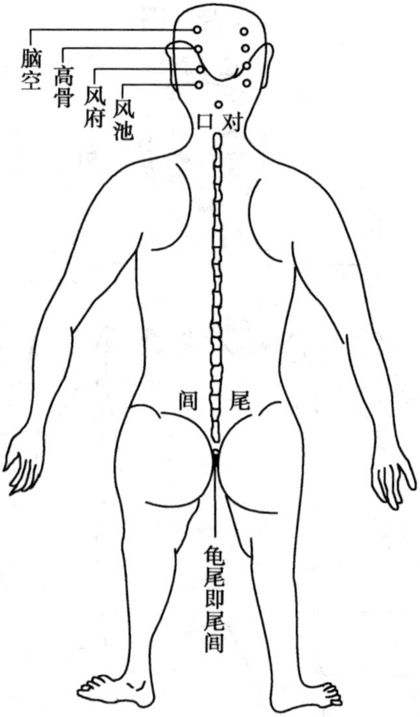

覆身图注

覆身各穴，载在《铜人》图者，兹不重出。第高骨脑空，在风池风府上，龟尾在尾闾处，以补《铜人》所未载也。

阳 掌 图

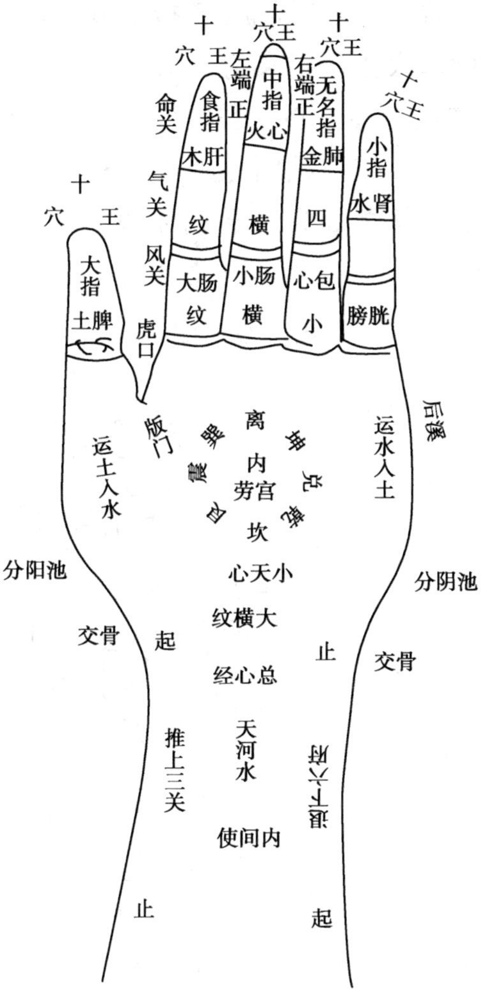

阳 掌 图 注

阳掌，掌正面也。掌心，为内劳宫。前离、后坎、左震、右兑、乾艮巽坤，寄四隅，内八卦也。大指端脾，二节胃。食指端肝，三节大肠。中指端心，三节小肠。无名指端肺，三节包络。小指端肾，三节膀胱。各指二节纹，为四横纹，三节根为小横纹。大指次指叉为虎口，食指三节为三关，鱼际为版门，掌根为小天心。大横纹，总心经，统名大陵。以后为天河水，内间使。掌根上为阳池，下为阴池，二池旁为交骨。四指后握拳缝处为后溪。十指尖为十王穴，中指左右为两端正，皆补《铜人》所未载也。

阴　掌　图

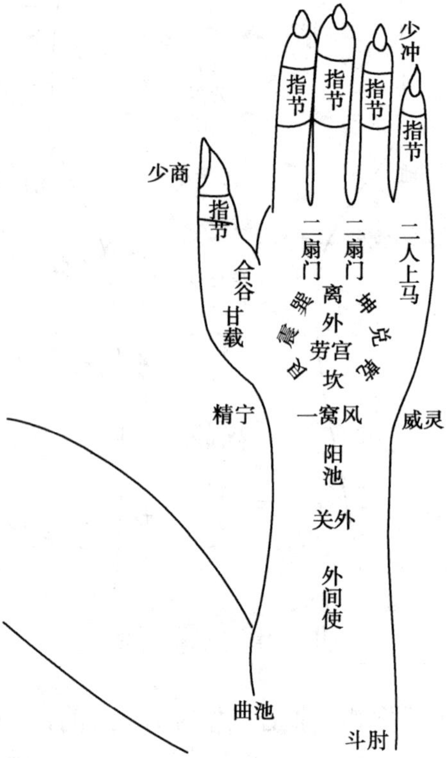

阴掌图注

阴掌者，掌背也。掌背心为外劳宫，与阳掌八卦相同，为外八卦。大指次指叉后为合谷，合谷后为甘载。掌根尽处为一窝风，一窝风上为精宁，下为威灵，一窝风后为阳池，再后为外关，再后为外间使。手弯处为曲池，手弯尖处为斗肘。大指外廉爪甲角韭叶许为少商，食指中指骨界空处为二扇门，中指无名指骨界空处亦为二扇门。四指后为二人上马，五指中节有横纹为五指节。种种穴名，亦补《铜人》所未载也。

足部图

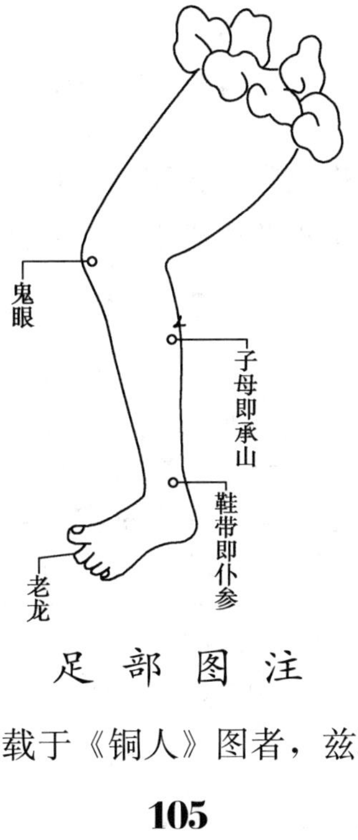

足部图注

足部各穴，载于《铜人》图者，兹不复注。第老龙穴在足二指巅，鞋带即仆参，在足后跟上。内外鬼眼，外在膝前，内在膝后，皆以补《铜人》之未载也。

推坎宫图

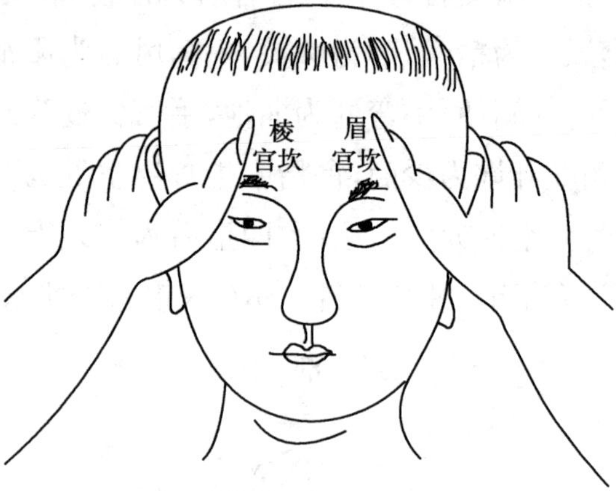

推坎宫法

法治外感内伤均宜。医用两大指，春夏水，秋冬蘸葱姜和真麻油。由小儿眉心上，分推两旁。

推攒竹图

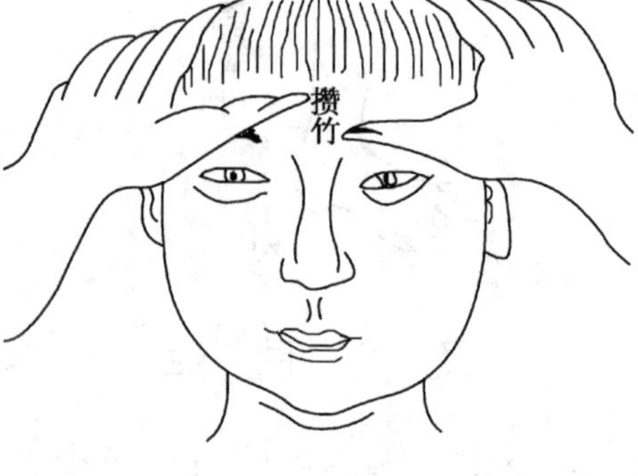

推攒竹法

法治外感内伤均宜。医用两大指，春夏蘸水，秋冬蘸葱姜和真麻油。由儿眉心，交互往上直推。

双凤展翅图

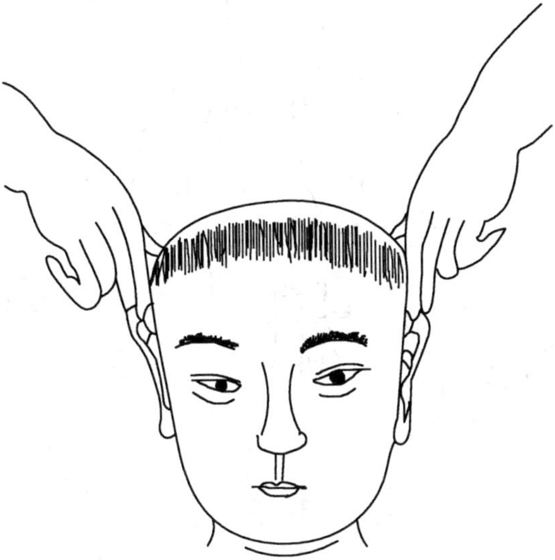

双凤展翅法

法治肺经受寒。医用两手中、食二指，捻儿两耳尖，向上三提毕。次掐承浆，又次掐两颊以及听会、太阴、太阳、眉心、人中诸穴。

分阴阳图

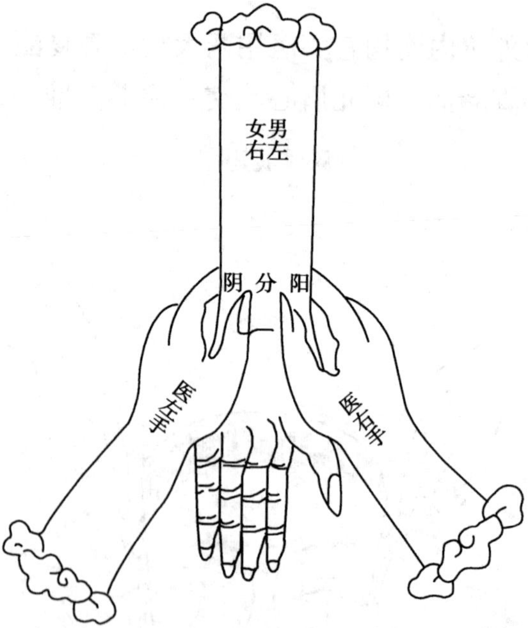

分阴阳法

法治寒热往来。将儿手掌向上，医用两手托住，将两大指于掌后中间，往外阴阳二穴分之。阳穴宜重分，阴穴宜轻分，无论何法，均须用此。但寒证宜多分阳，热证宜多分阴，又不可不讲也。

取天河水图

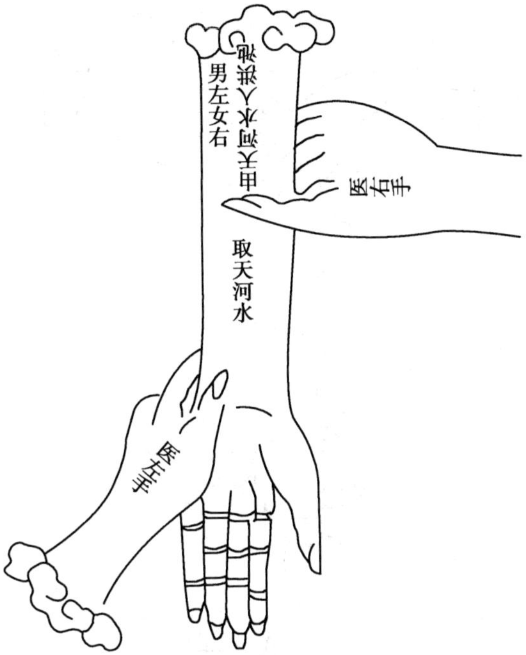

取天河水法

法主大凉，病热者用之。将儿手掌向上，蘸冷水由天河水推至内劳宫。如蘸冷水由横纹推至曲池，为推天河水法。蘸冷水由内劳宫直推至曲池为大推天河水法。

苍龙摆尾图

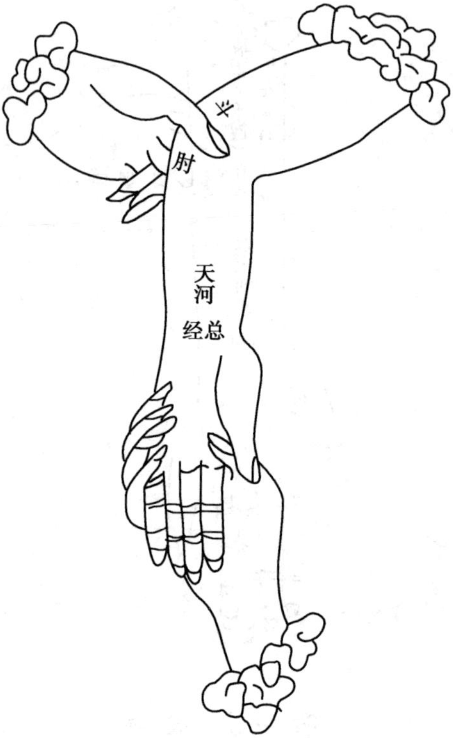

苍龙摆尾法

法能退热开胸。医右手拿儿左手食、中、名三指。以左手从总经起，搓摩至天河及斗肘，手法略重，自斗肘又搓摩至总经。一上一下三四次，又将左手大、食、中三指捏儿斗肘，右手照前拿法，摇动九次。

推 三 关 图

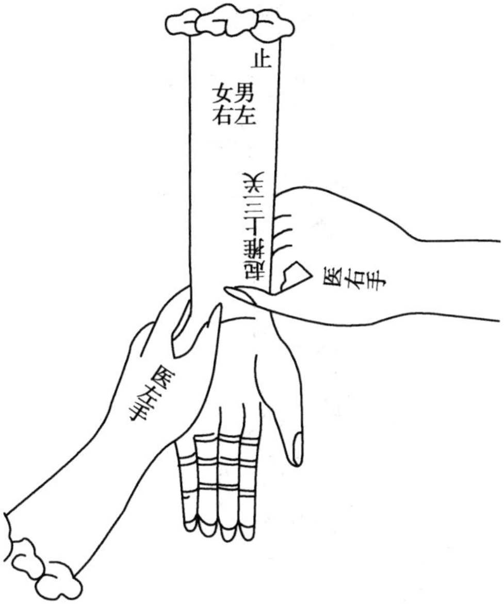

推 三 关 法

法主温，病寒者用之。将儿手掌向上，蘸葱姜汤，由阳池推至曲池上面，须推三五百次，量人虚实施之。

一法蘸葱姜汤，由大横纹中间，直推至曲池，温法也。夏禹铸主之。

退六腑图

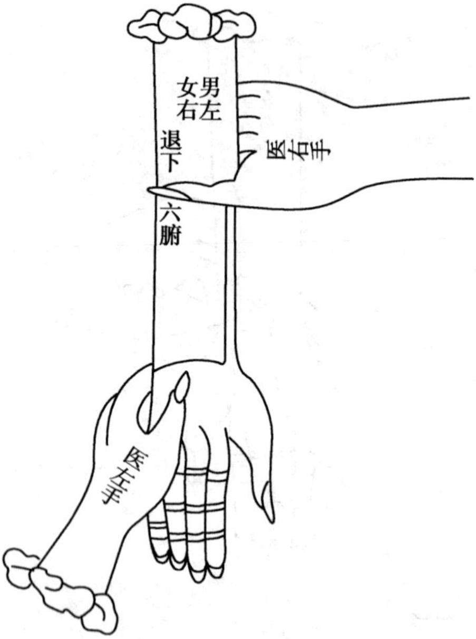

退六腑法

法主凉，病热者用之。将儿手掌向上，蘸开水，由阴池推至曲池下面，须推三五百次，量入虚实施之。

一法，蘸开水，由手背一窝风中间，直推至斗肘，凉法也。夏禹铸主之。

水中捞月图

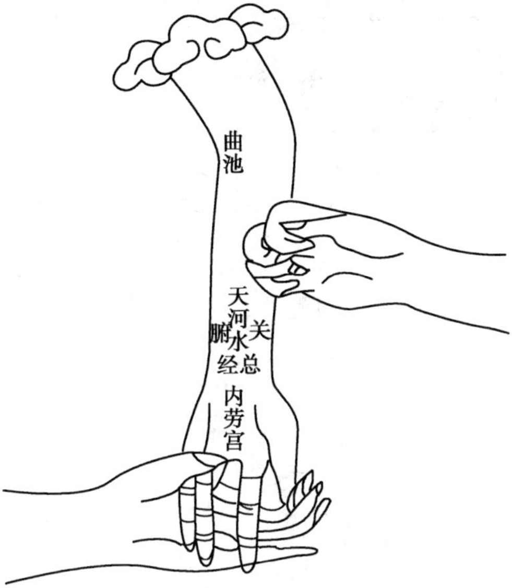

水中捞月法

法主大凉。将儿掌向上，医用左手拿住，右手滴凉水一点于内劳宫，即用右手四指扇七下，再滴凉水于总经、天河两穴，又吹四五口。将儿中指屈之，医以左大指捏住，右手捏拳，将中指节自总经按摩到曲池，横空二指，如此四五次，在关踢，凉行背上。往腑踢，凉入心肌。切勿轻用。

一法将儿手掌心，用冷水旋推旋吹，如运八卦法。四面环绕，为水底捞月。夏禹铸主之。

按弦搓摩图

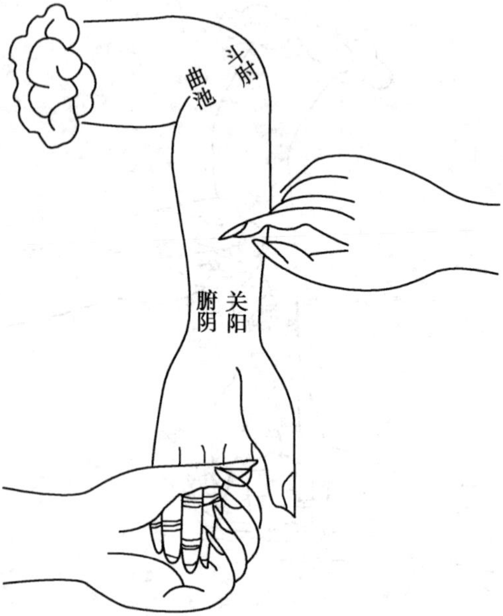

按弦搓摩法

法治痰滞。医用左手拿儿掌向上，以右大、食二指自阳穴上，轻轻按摩至曲池，又轻轻按摩至阴穴止，如此一上一下，凡九次。属阳证者，关轻腑重。属阴证者，关重腑轻。再用两手，从曲池搓摩至关腑三四次。又将右大、食、中指捏儿脾指，左大、食、中指，捏儿斗肘，往外摇二十四下。

猿猴摘果图

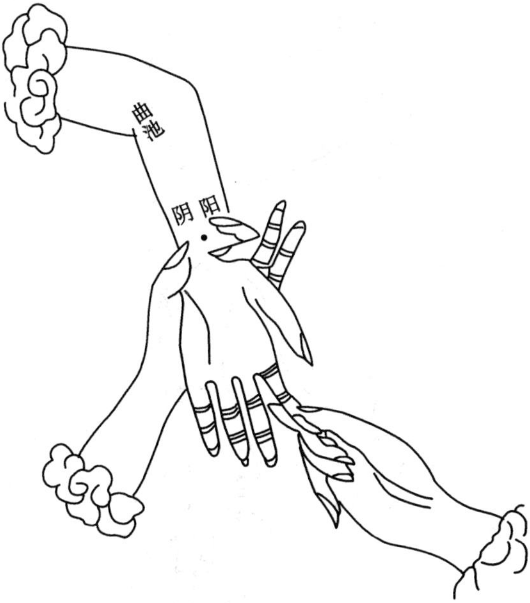

猿猴摘果法

法主温，治痰气，除寒退热。医用左手食、中两指，捏儿阳穴，大指捏阴穴。属寒证者，将右大指从阳穴往上揉至曲池，转下揉至阴穴，各转阳过阴。属热证者，从阴穴揉上至曲池，转下揉至阳穴，各转阴过阳。俱揉九次。阳穴即三关，阴穴即六腑也。揉毕，再将右大指，掐儿心、肝、脾三指，各掐一下，各摇二十四下。寒证往里摇，热证往外摇。

凤凰展翅图

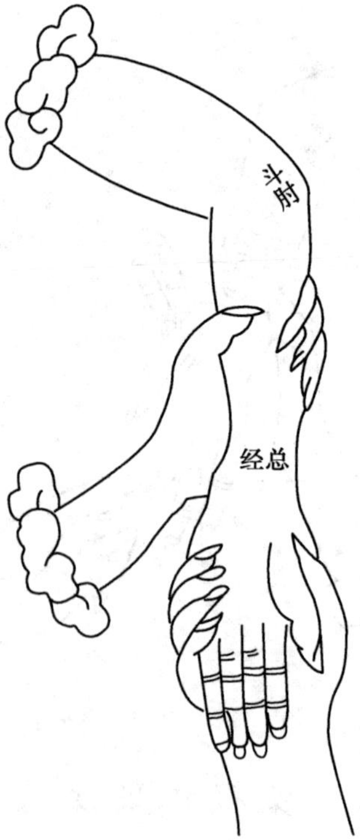

凤凰展翅法

法主温。医用两手托儿手于总经上，将两手上四指在下边两面爬开，二大指在上阴阳二穴，两面爬开。再以两大指捏阴阳二穴向外摇二十四下，捏紧一刻。又将左大、食、中指侧拿儿手肘，向下轻摆三、四下。复用左手托儿斗肘，右手托儿手背，大指掐住虎口，往上向外顺摇二十四下。

推中指图

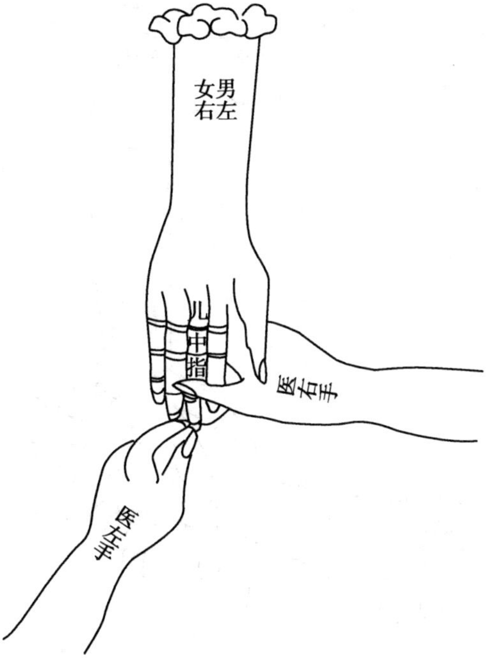

推中指法

法治寒热往来。医用左手大指、无名指，拿儿中指，以中指、食指托儿中指背，蘸汤以右大指推之。

飞经走气图

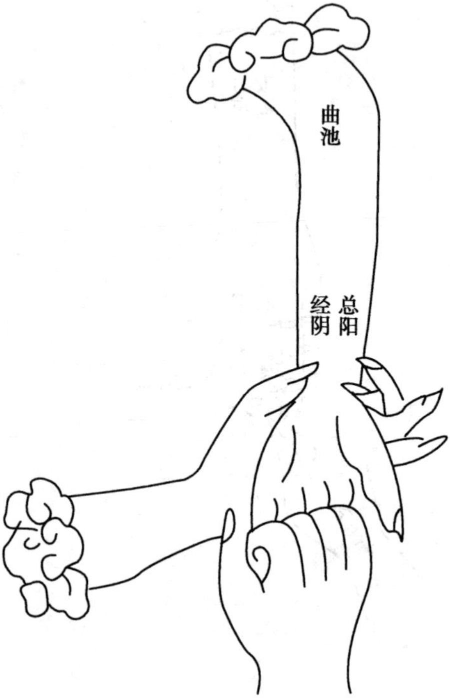

飞经走气法

法主温。医用右手拿儿手，四指不动。左手四指，从儿曲池边起，轮流跳至总经上九次。复拿儿阴阳二穴，将右手向上往外，一伸一缩，传送其气，徐徐过关也。

天门入虎图

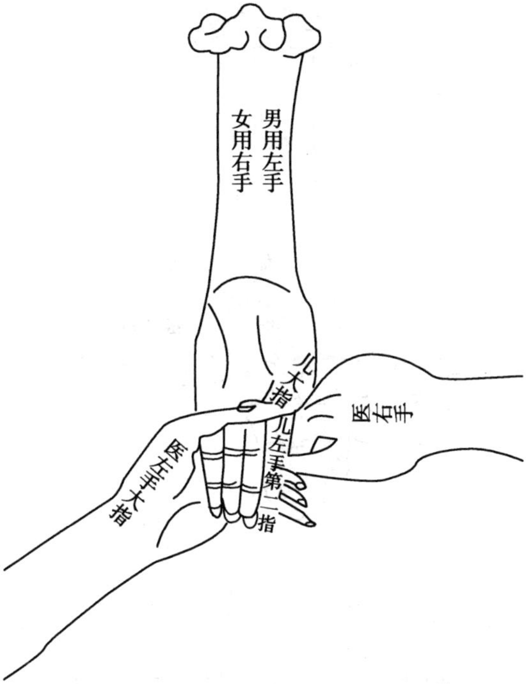

天门入虎口法

法主健脾消食。将儿手掌向上，蘸葱姜汤，自食指尖寅、卯、辰三关侧推至大指根。

补脾土图

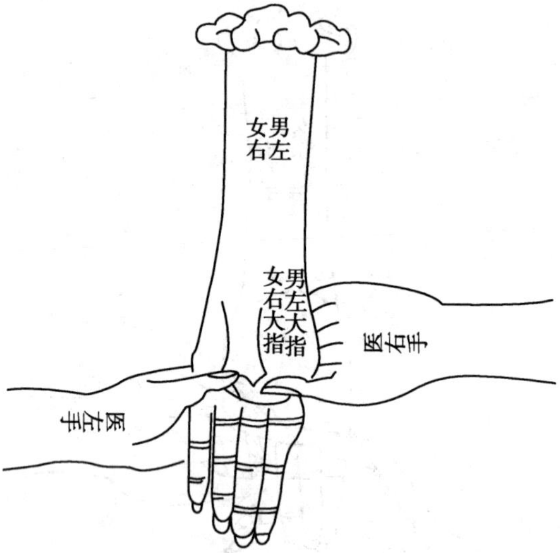

补脾土法

法主健补脾虚。医用左手将儿大指面屈拿之，以右手蘸葱姜汤推之。又将儿大指面直拿之，仍以右手蘸葱姜汤推之。互相为用，在人之活法耳。

二龙戏珠图

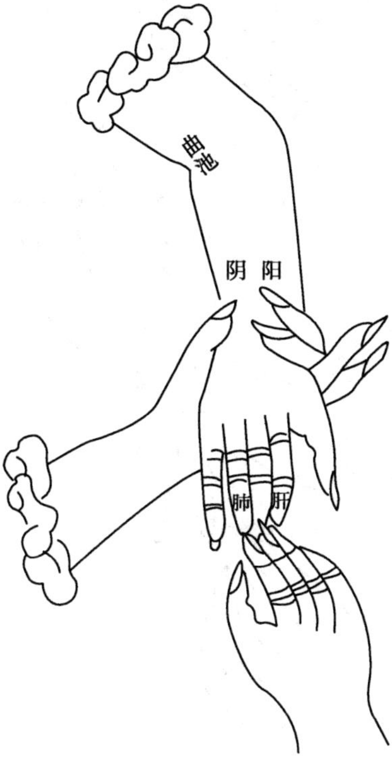

二龙戏珠法

法主温。医将右大、食、中三指，捏儿肝肺二指。左大、食、中三指，捏儿阴阳二穴，往上一捏又一捏，捏至曲池五次。热证阴捏重而阳捏轻，寒证阳重而阴轻。再捏阴阳二穴，将肝肺二指，摇摆二九、三九是也。

赤凤摇头图

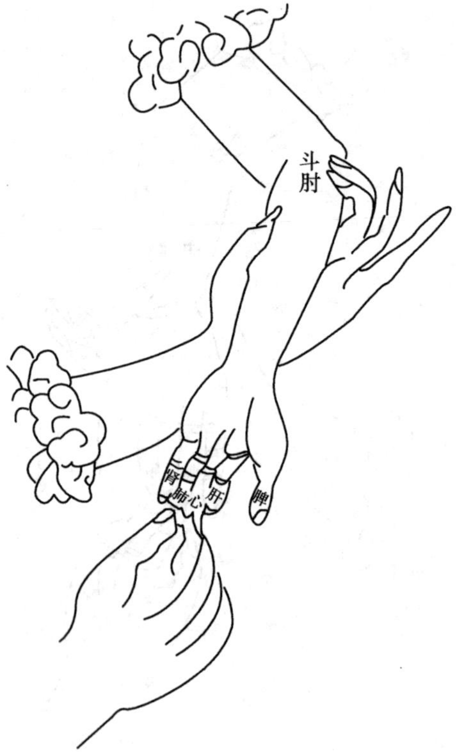

赤凤摇头法

法治寒热均宜，能通关顺气。将儿左掌向上，医用左手大、食、中指，轻轻捏儿斗肘，以右手大、食、中指，先捏儿心指，朝上向外顺摇二十四下。次肝指，次脾指，次肺指，再次捏肾指，俱顺摇二十四下。女摇右手亦朝上向外，各摇二十四下。即男顺女逆也。

推五经图

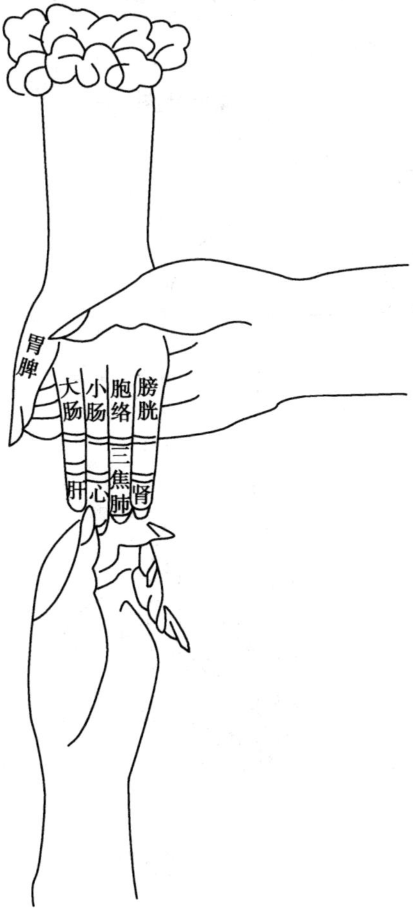

推五经法

五经者，即五指尖心、肝、脾、肺、肾也。二三节为六腑。医用左手四指托儿手背，大指捏儿掌心，右手食指曲儿指尖下，逐指推运，往上直推。往右运为补，往左运为泻。光须直推，次看儿寒热虚实。心肝肺指，或泻或补，大指脾胃宜多补，如热甚可略泻。肾经或补或泻，或往指根推之。

运内八卦图

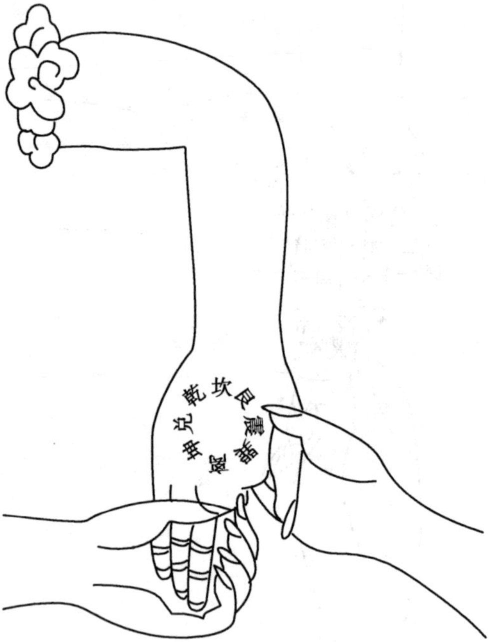

运内八卦法

法治心热痰迷。医用左手拿儿左手四指，掌心朝上，右手四指托儿手背，以大指自乾运起至震卦略重。又轻运七次为定魄。再自巽起推至兑四卦，照前七次为安魄。又自坤至坎七次能退热。又自艮至离七次能发汗。若咳嗽，自离运至乾七次，再坎离二宫直推七次，为水火既济。

打马过天河图

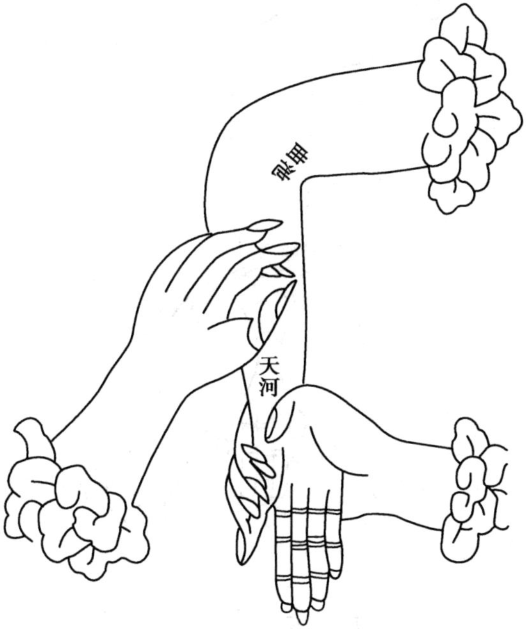

打马过天河法

法主凉，能去热病。医用左大指捏儿总经，以右大、中指弹之，如弹琴状。由天河弹过曲池九次，再将右大指掐肩井、琵琶、走马三穴，各五次。

一法运劳宫毕，屈指向上，以指甲弹内关、阳池、间使、天河等穴。《按摩经》主之。

十大手图

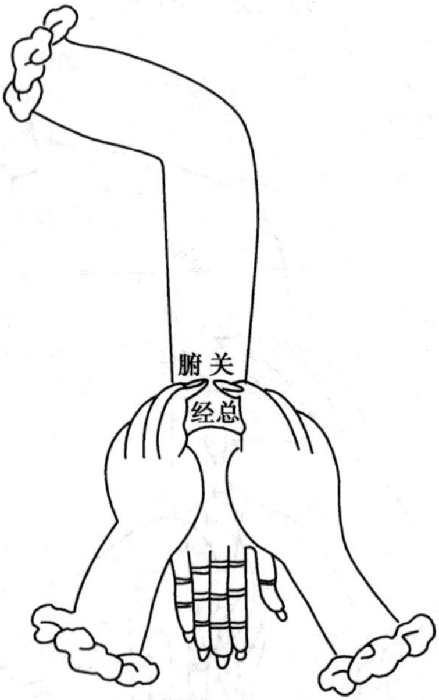

十大手法

法治乳滞感寒。将儿左手掌向上，医用两手中、名、小三指托住，将二大指轻按三关六腑之中，左食指靠腑，右食指靠关，中掐旁揉，自总经起循环转动至曲池边，横空三指，自下复上，三四转为妙。

运外八卦图

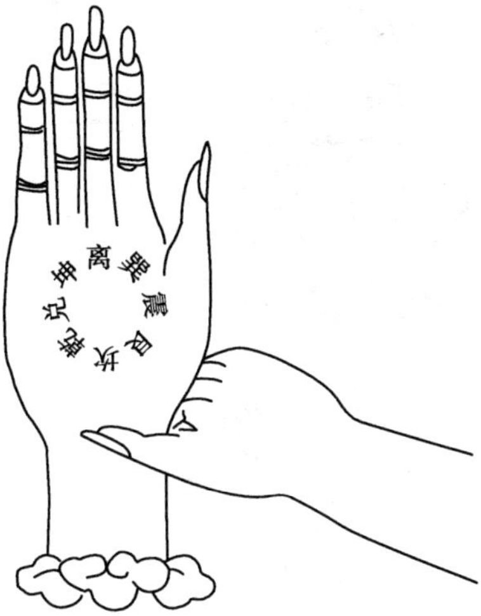

运外八卦法

法主通气血，开秘结。将儿手背向上，医以右大指从乾运起，至离宫略轻，过离如余宫运法。

运水入土、运土入水图

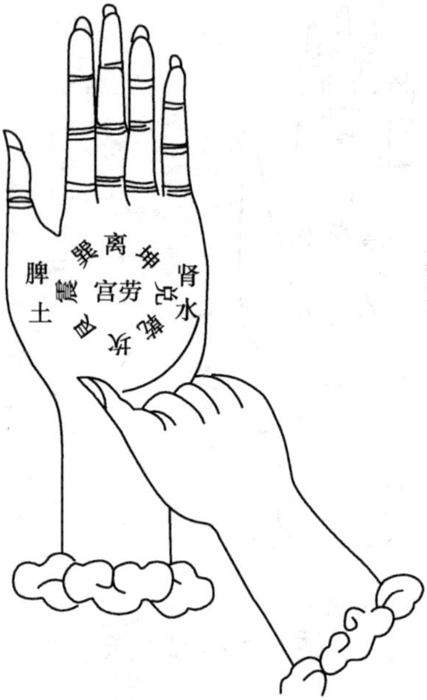

运水入土、运土入水法

法治肾脾。将儿掌向上，医用右大指面，蘸葱姜汤，由肾水起，经乾、坎、艮三宫边过，至脾土止，为运水入土，治痢疾。由脾土起，经艮、坎、乾三宫边过，至肾水止，为运土入水，治泄泻。

厘正按摩要术卷三音释

腋——音益，在肘后左右胁之间，曰腋。

肘——音帚，臂节也。

腕——音碗，手腕。

髎——音聊，章门下八寸，监骨上陷中为居髎。缺盆中上毖骨际陷中央为天髎。

臂——音被，手上也。今谓自肩至肘曰臑，自肘至腕曰臂。

臑——音闹，臂节也。

髃——音鱼，肩前两间骨。

脐——音齐，子初生所系也，断之为脐带，以其当心肾之中，前直神阙，后直命门，故谓之脐也。

髀——音背，股也。

趾——音止，足也。

髁——音跨，足之外也。

窦——音豆，空也，又孔穴。

郄——音隙。

胛——音甲，背上两膊间也。

颧——音全，辅骨口颧。

膀胱——音旁光，水腑也。膀胱重九两一铢，纵广九寸，盛溺九升九合，广二寸半，上系小肠，下联前阴。

眦——音既，目角也。

膈——音隔，胸膈也。管上下，使气与谷不相乱也。

膏肓——音高荒，心下膈上也。

噫嘻——音医西，痛而呼之言也。

臀——音屯，尻也。

腧——音树，五脏俞穴，方书灸法：腧穴在脊中对脐各开寸半。

瘈——音计，狂也。

颀——音如，头颀。

铄——音勺，销也。

颔——含，上声，颐也。

蠡——音理，啮木虫。

龈——音因，齿根也。

摆——拜，上声。

搓——音初，用手搓也。

揉——音柔。

跳——音挑，跃也。

捏——音列，捻聚也。

拿——同拿，持也。

嗽——音受，咳嗽。

靠——音犒，依附日靠。

窝——音阿。

璇玑——音旋基。

攒——音船。

膻——音旦，《素问》：膻中者，臣使之官，喜乐出焉。王冰曰：在胸中两乳间。朱肱曰：心之下，有膈膜与脊胁周回相著，遮蔽浊气，所谓膻中也。

脘——音管，胃腑，胃之受水谷者曰脘。脐上五寸为上脘，脐上四寸，即胃之幕为中院，脐上二寸，当胃下口为下脘。

脑——音老，头髓也。

厘正按摩要术卷四

宝应　惕厉子张振鋆原名醴泉筱衫纂辑

丹徒　张　质幼樵校刊

江都　韩广宏毅庵校刊

列　　证

惊　　风

惊风者，惊生于心，风生于肝。小儿热盛生风，风盛生痰，痰盛生惊。惊盛则肘臂伸缩为搐，十指开合为搦，肩头相扑为掣，手足动摇为颤，身仰后向为反，手若开弓为引，目直似怒为窜，露睛不活为视，是为八候也。疗惊必先豁痰，豁痰必先祛风，祛风必先解热，而解热又必辨风、寒、暑、湿、燥、火外感之邪，必先辨之而后去之。其惊风有急有慢，分为两门，其证异，其法亦异。

急惊　证多暴发，壮热烦急，面赤唇红，痰壅气促，牙关紧急，二便秘涩，或由风寒郁闭，或由热邪阻塞，痰滞经络所致。

掐揉合谷穴，三十六遍。掐揉中指巅，二十四遍。掐揉威灵穴，五十遍。分阴阳，三百遍。推三关，二百遍。退六腑，二百遍。推肾水，一百遍，推天河水，二百遍。推脾土，补清各一百。推补肺经，二百遍。运五经，二十遍。掐五指节，二十六遍。猿猴摘果，二十遍。咬昆仑穴，三次。推三阴穴，急惊由上至下，二十四遍。清天河水，二百遍。揉内劳宫，二百遍。运八卦。一百遍。凡推法，用葱椒水，再以水调蛤粉，敷头顶心、手足心并太阳等处，暂禁乳食。用汗法，见卷二，二十一[①]页。通脉法，见卷二，四十四页。寒用疏表法，见卷二，三十七页。热用清里法，见卷二，三十八页。痰用开闭法，见卷二，四十页。

慢惊　面青唇白，四肢厥冷，人事昏迷，手足搐掣，两目无神，睡则露睛，神色凄惨，大便色青。总由误汗误下，脾土虚败所致。

掐老龙穴，三次。灸昆仑穴，三壮。分阴阳，二百遍。推三关，二百遍。推肺经，二百遍。推肾水，二百遍。推补脾土，二百遍。掐五指关节，二十遍。运五经，三十遍。运八卦，一百遍。赤凤摇头，二十遍。二龙戏珠，三十遍。天门入虎口，三十遍。推三阴穴，慢惊从下往上。揉小天心，二百遍。凡推法，用葱姜加香

① 此系原文页码。后同。

麝水，用焠法，见卷二，三十页。用纳气法，见卷二，四十三页。用灸法。见卷二，二十六页。

按：惊风原小儿应有之证。第近来各家言惊风者，沿为二十四种，后增四种，后又增数种，至三十余种。列名既多，愈觉诞妄。治法应豁痰以疗惊，驱风以止掣，一以祛邪为主。奈庸夫村妇，用针挑筋以治惊，不知惊之为惊，而误以为筋骨之筋也。舌吐如蛇舌，故惊名蛇丝。手足乱舞如马蹄，故惊名马蹄。口动如鱼吮水，故惊名鲫鱼。倘因病形以立名，则将来惊风名目，有不可胜数者矣。夏禹铸辟谬甚是。余以急惊、慢惊为两门。急惊属阳，古称阳痫，慢惊属阴，古称阴痫。盖是证，中土已虚，风木始动，延久即见惊骇之状耳，实则非因惊而起也。奈世俗不知，一询医者不识惊名，即以医为无技。以故种种惊名，不可不知，亦以免俗眼揶揄尔。惕厉子

疳　疾

疳者，干而瘦也。由小儿禀赋气血虚弱，脏腑柔脆，或乳食过饱，或肥甘无节，停滞中脘，传化迟滞，肠胃渐伤，则生积热，热盛成疳，则消耗气血，煎灼津液。凡疳疾初起，尿如米泔，午后潮热，或因吐泻疟痢，日久失治，以及久热、久汗、久咳、久疮，致令青筋暴露，肚大坚硬，面色青黄，肌肉消瘦，皮毛憔悴，而疳证成矣。然当分其所属而治之。心疳，则面红便赤，壮热烦渴，咬牙弄舌；肝疳，则面目爪甲皆青，目胞赤肿，翳生泪多，白膜遮睛，粪青如

苔；脾疳，则黄瘦，头大胫细，或喜吃米，吃茶叶，吃泥土，或吐泻烦渴，大便腥粘；肺疳，则面白咳逆，毛发焦枯，肌肤干燥，憎寒发热，常流清涕，鼻颊生疮也；肾疳，则面色黧黑，齿龈出血，口臭足冷，骨瘦腹痛，泄泻，啼哭不已。汤药宜分经治之。

分阴阳，二百遍。推三关，一百遍。退六腑，一百遍。推脾土补清，各二百遍。推肾水，一百遍。揉肚，一百遍，摩脐左右旋。各一百遍。

按：疳疾一证，身多发热，宜分别轻重虚实治之。《医宗金鉴》于疳证分列各名。方法俱在，勿拘于外治也。惕厉子

呕　　吐

吐证有三，曰呕、曰吐、曰哕。哕，即干呕也。先贤谓呕属阳明，有声有物，气血俱病也；吐属太阳，有物无声，血病也；哕属少阳，有声无物，气病也。独李东垣谓呕、吐、哕，俱属脾胃虚弱。洁古老人又从三焦以分气、积、寒之三因，然皆不外诸逆上冲也。宜分虚实，别寒热以治之。

热吐　小儿为稚阳之体，邪热易感，或则乳母过食厚味，以致热积胃中，将热乳吮儿，或则小儿过食煎煿之物，以及辛热诸品，遂令食入即吐。其证面赤唇红，口渴饮冷，身热便赤，吐次虽少而所出甚多，乳汁化而色黄也。内治以温胆加黄连麦冬主之。

分阴阳，二百遍。推三关，一百遍。退六腑，一百遍。推肺经，一百遍。推脾经，一百遍。运水入土，一百遍。运八卦，一百遍。赤凤摇头，五十遍。掐十王穴，二十四遍。掐右端正，二十四遍。揉总经，八十遍。揉斗肘。八十遍。

寒吐　因小儿过食生冷，或乳母当风取凉，使寒气入乳，将寒乳吮儿，以致胃虚不纳，乳汁不化。其证喜热恶寒，面唇色白，四肢逆冷，朝食暮吐。吐出之物，不臭不酸，吐次多而所出少也。内治宜温中主之。

分阴阳，二百遍。推三关，一百遍。退六腑，一百遍。推补脾土，一百遍。推肺经，八十遍。运八卦，一百遍。掐右端正，三十六遍。黄蜂入洞，二十四遍。赤凤摇头，二十四遍。摇头肘。五十遍。

实吐　内伤食滞，胃不能纳，每吐必有酸臭之味，身发潮热，见食则恶，胸腹胀满，二便秘涩，痞硬疼痛，口渴，思饮寒凉也。内治以下法主之。

分阴阳，二百遍。推三关，一百遍。退六腑，一百遍。推脾土，一百遍。运八卦，八十遍。掐五指尖，二十四遍。掐右端正，二十四遍。捞明月，三十六遍。打马过天河，三十六遍。摇斗肘。五十遍。

虚吐　胃气虚弱，不能消纳乳食。其证精神困倦，囟门煽动，睡卧露睛，自利不禍，时常呕吐者是也。内治以四君加丁香、沉香主之。

分阴阳，二百遍。推三关，一百遍。退六腑，一百遍。

运八卦，八十遍。推补脾土，二百遍。掐右端正，二十四遍。运土入水，八十遍。赤凤摇头，二十四遍。推补大肠，五十遍。揉斗肘，八十遍。推补五经。八十遍。

按：《灵枢》足厥阴所生病者，胸满呕逆，呕吐，证虽属胃气失降，而多由肝逆冲胃致之。故汤药治法，宜泄肝安胃，以苦降辛通，佐以酸泄主之。甚至呕而绝粒者，取生鹅血热饮。每食必吐者，煮羊血熟食之，皆立止。则虽有按摩外治之法，特其一端耳。司命者，当博采旁搜，于每证必须有审证之法，极效之方，庶几无愧。惕厉子

泄　　泻

泄泻者，胃中水谷不分，并入大肠，多因脾湿不运。《内经》所谓：湿多成五泄也。小儿致病之原，或内由生冷乳食所伤，或外因风寒暑湿所感，抑或饥饱失时，脾不能运，冷热相干，遂成泄泻。甚至久泻不止，元气渐衰，必成慢惊重症。内治宜分消，宜温补。

分阴阳，二百遍。推三关，一百遍。退六腑，一百遍。推补脾土，二百遍。推心经，八十遍。推清肾水，一百遍。掐左端正，二十四遍。侧推大肠，八十遍。揉外劳宫，四十九遍。运八卦，一百遍。揉脐及龟尾，二百遍。掐承山，三十遍。打马过天河，八十遍。摇斗肘，八十遍。属寒者，加黄蜂入洞，二十四遍。属热者，加捞明月，二十四遍。

按：泄泻证皆兼湿，初宜分理中焦，渗利下焦，久则升举。必至脱滑不禁，方以涩药固之。李士材治泻有九法：淡渗、升提、清凉、疏利、甘缓、酸收、燥脾、温肾、固涩。然有因痰而泄者，又宜以痰泄之法治之。若仅以按摩施之，则拘矣。惕厉子

寒　证

风、寒、暑、湿、燥、火，谓之六淫。仲师有《伤寒论》，其中分六经见证，列三百九十七法，一百一十三方，精矣，备矣。小儿感寒证，憎寒，畏风，身热，头疼，项强，肢节痛，胸满痞。内治以疏表主之。

分阴阳，二百遍。推三关，一百遍。退六腑，一百遍。运内八卦，五十遍。掐五指尖，五十遍。摇头肘，五十遍。无汗，掐二扇门，五十遍。掐心经，五十遍。揉内劳宫，一百遍。推脾土，一百遍。天门入虎口，一百遍。推肺俞穴，一百遍。推由大椎至龟尾，一百遍。凡推法，用葱姜水，用疏表法，见卷二，三十六页。汗法，见卷二，二十一页。通脉法，见卷二，四十三页。

按：寒证，感冒则轻，伤寒则重，中寒则尤重。仲师《伤寒论》其中有云：若汗之者，是不当汁而汗，为误汗也。有云：若下之者，是不当下而下，为误下也。《伤寒》一书，为后世救误之书。不然，六经证候，只立数方，足以尽之，何以著一百十三方之多耶？吁！仲师虑人之误也，而设方以救之，凡为司命者，可不揭其所以误，而体仲圣救世之心哉。惕厉子

热证

小儿发热，有表里虚实之异。何谓表热？外感寒邪，脉浮紧，苔微白，头疼，发热，身痛，无汗，恶风，恶寒者是也；何谓里热？小儿肥甘过度，致生内热，面赤，唇焦，舌燥，小溲赤涩，脉实有力者是也；何谓虚热？小儿气质虚弱，营卫不和，其证神倦气乏，又有阴盛格阳，外浮发热者，其面色虽赤，烦躁不宁，然小溲必清白，四肢必厥逆，方为真寒假热；何谓实热？小儿午后潮热，蒸蒸有汗，肚腹胀满，面唇红赤，口舌干燥，溲赤，便难，烦渴不止，啼哭不已，脉洪数有力者是也。辨证确，则施治不难矣。

胎热　儿生旬日间，目赤，身热，溲黄，啼哭，惊烦。由母受胎后，过食五辛，以致热蕴于内，熏蒸胎气而生，名曰胎热。久则有鹅口、重舌、木舌、赤紫丹瘤等证，不可不予防也。

分阴阳，二百遍。推三关，一百遍。退六腑，一百遍。推三焦，三十遍。清天河水，五十遍。揉外劳宫，一百遍。运内八卦，一百遍，自坤至坎，宜多二次。掐肾水，三十六遍。掐十王穴，三十六遍。运斗肘，三十六遍。水底捞明月，三十六遍。凡推用葱水。焠法，焠虎口曲池，见卷二，三十页。

惊热　小儿见异物则惧，或闻声而心骇，心既受凉，气则不顺，身发微热，梦寐不安，脉数烦躁，与急惊相似。

分阴阳，二百遍。推三关，一百遍。退六腑，一百遍。清心经，一百遍。推二扇门，一百遍。推肺经，一百遍。掐中指巅，五十遍。掐合谷，五十遍。掐总经，五十遍。清天河水，三十六遍。掐揉威灵，五十遍。运斗肘，五十遍。捞明月。三十六遍。凡推用葱汤。

疳热　小儿食积于中，郁久生热，自脾经失治，传之各脏，致成五疳之疾。若脾病去则余脏皆安矣。

分阴阳，二百遍。推三关，一百遍。退六腑，一百遍。推补脾土，二百遍。天门入虎口，一百遍。推大小肠，一百遍。运内八卦，一百遍。掐揉总经，五十遍。运斗肘，五十遍。摩运肚脐，左右旋转，各二三百遍。分胸腹阴阳。二百遍。凡推用葱姜水。

按：诸病属热者多。病机十九条，大半皆言热，此热证所宜辨也。其中真热假寒，真寒假热，一经差误，生死攸关。然必辨之于平时，而施之于当境。庸工不读书，不辨证，即至病者就诊，既无主见，有何把握，随意疏菅方，草菅人命，良可概也。噫！病者不死于病而死于医，并不死于医而死于病家之延医者。惕厉子

痢　　疾

痢疾，古名滞下。多因外受暑湿，内伤生冷，而伤于气者色多白，以肺与大肠相表里也。伤于血者色多赤，以心与小肠相表里也。里急者，腹窘痛也。后重

者，频下坠也。总之，无积不成痢，内治以宣通之法主之。

热痢　湿热熏蒸，凝结肠胃，以致腹痛，肛坠，溲短，舌赤，唇焦，烦渴并迫，下痢鲜红，脉象洪滑，总由暑湿积滞。内治宜清火导滞法。

推三关，二百遍。退六腑，一百遍。清心经，一百遍。分阴阳，二百遍。推大肠，八十遍。推脾土，二百遍。运八卦，八十遍。推肾水，八十遍。揉脐及龟尾，各一百遍。

寒痢者　生冷不节，脾失转输，下痢白脓，肠鸣切痛，面唇青白，渴喜热饮，脉象弦弱。内治宜温理脾胃，佐以行气法。

分阴阳，二百遍。推三关，二百遍。退六腑，八十遍。运八卦，八十遍。推脾土，一百遍。推大肠，一百遍。天门入虎口，八十遍。揉脐及龟尾，各一百遍。运水入土，一百遍。版门推向横门，五十遍。推委中、后承山，各五十遍。凡推用姜葱水，用灸法，灸神阙。见卷二，二十六页。

赤白痢　由冷热不调。内治以驻车丸、连理汤主之。

分阴阳，二百遍。推三关，一百遍。退六腑，一百遍。推脾土，一百遍。运八卦，五十遍。推大肠，二百遍。板门推向横纹，五十遍。摩脐、腰眼、并龟尾，各一百二十遍。推委中、后承山。各五十遍。凡推用姜葱水。

噤口痢　热毒冲胃，肠中传导皆逆阻似闭，身热，舌赤，唇红。内治以清解热毒主之。

分阴阳，二百遍。推三关，一百遍。退六腑，一百遍。推脾土，一百遍。推大肠，二百遍。板门推向横门，五十遍。摩脐、腰眼、并龟尾，各一百二十遍。推委中并后承山，各五十遍。

按：痢疾必兼湿热停滞，气机阻逆，不得宣通。致令里急后重，小溲赤涩。宜苦寒之药，燥湿涤热，佐以辛温，便能开郁行气。故行血则便脓自愈，调气则后重自除。然必分初、中、末治之。初痢则形气尚强，胀实坚痛者，亟宜去积，积去则痢止，此通因通用之法也。其或有烦热，喜冷脉实，腹满，纯下鲜红血者，湿热内盛，亟宜清利。迨经久已伤，或伤阴，或伤阳。伤阴者，精血脂液悉从痢去，多烦躁热渴之候，宜清润养阴；伤阳者，脾肾元阳，因痢而衰，多滑脱厥逆之候，宜温补回阳。总之，暴病多实，久病多虚，滑脱多寒，涩滞多热。参之脉证，合之新久，庶几近之，勿徒以按摩为也。惕厉子

疟　疾

《内经》夏伤于暑，秋必病疟。谓疟疾由伤暑而汗出腠开，当风浴水受凄凉之水寒，及秋遇凉风束之，里邪不能外越，则随经络以内薄，舍于脏腑募原之间，与日行之卫气相值而疟作焉。当其邪正交争，并于阴，则中外皆寒；并于阳，则内外皆热。极则阴阳俱衰，卫气相离，故病得休，卫气集则复作，治者于疟将发时与正

发之际，切勿施治，治之则病愈甚。须在未发前二三时，迎而夺之，方为合法。小儿胎疟，不能服药，用黄丹五钱，生明矾三钱，胡椒二钱五分，麝香少许，共研末，以好醋调敷手心，男左女右，以绢包手掌，药发自汗而愈。如小儿未进谷食者，患疟久不止，用冰糖浓煎汤喂之，最验。

食疟饮食不节，复感风暑，寒热交作，腹胀痞闷，面黄恶食。内治以养胃汤减参术主之。

分阴阳，二百遍。推三关，一百遍。退六腑，一百遍。清天河水，二百遍。推脾土，二百遍。推肾水补清，各一百遍。揉脐，一百遍。运八卦，二十遍。用熨法。见卷二，四十五页。

痰疟小儿素有痰饮，复因外邪凝结脾胃，胸闷欲吐，其证面黄目肿，内治以豁痰之药主之。

分阴阳，二百遍。推三关，一百遍。退六腑，一百遍。推清肺经，二百遍。推四横纹，三十遍。推脾土，二百遍。揉脐，一百二十遍。揉内劳宫，三十遍。运八卦，五十遍。按弦搓摩，二十四遍。汗吐法先之。凡推法用姜汤，或桃叶汁亦可。另用桃叶研饼，敷涌泉穴，用开闭法，见卷二，三十九页。引痰法。见卷二，四十页。

久疟邪结血络，左胁胀满，牵连少腹，或肾虚脾虚皆有之。

分阴阳，二百遍。推三关，二百遍。退六腑，一百遍。清天河水，二百遍。推补脾土，二百遍。运八卦，一百遍。

掐二人上马，二十遍。凡推用葱姜水，桃叶捶烂敷足心。

瘅疟　但热不寒，由阴气先伤，阳气独发，壮热，少气，烦冤，手足热，欲呕，邪内藏于心，外舍肌肉，令人消烁肌肉。内治以甘寒生津法。

分阴阳，二百遍。推三关，二百遍。推脾土，一百遍。运八卦，五十遍。推肺经，五十遍。退六腑，一百遍。推间使、内关，一百遍。天门入虎口，五十遍。摇斗肘，五十遍。清里法。见卷二，三七七页。

按：疟证，内伤痰食积滞，外感风寒暑湿。但感有浅深，故病有轻重。所期寒则温之。热则清之，食则消之，风痰则疏导之，务须缓以图治，不可期以速效。逐日行按摩等法三五次，至三五日、五七日均可。婴儿如此，大人则次数加多，日期更久，方为合法。毋欲速以图功，致生他证，是谓至要。勿谓徒恃手法而不求方药也。惕厉子

咳　　嗽

肺为华盖，职司肃清。自气逆而为咳，痰动而为嗽。其证之寒热虚实，外因内因，宜审辨也。肺寒则嗽必痰稀，面白，畏风多涕，宜温肺固卫；肺热则嗽必痰稠，面红，身热，喘满，宜降火清痰；肺虚则嗽必气逆，汗出，颜白，飧泄，宜补脾敛肺；肺实则嗽必顿咳，抱首，面赤，反食，宜利膈化痰。外因在六淫，内因在脏腑。亦各有治法，而外治诸法，要不可缓。

分阴阳，二百遍。推三关，一百遍。退六腑，一百遍。推肺经，二百遍。掐二扇门，二十四遍。掐二人上马，二十四遍。揉肺俞穴，二百遍。掐五指节，二十四遍。掐合谷，二十四遍。运八卦，一百遍。揉大指根，一百遍。掐精宁，二十四遍。天门入虎口，五十遍。痰壅气喘，加掐精灵，三十六遍。掐板门，二十四遍。痰结壅塞，加运八卦，一百遍。干咳，加退六腑，一百遍。痰咳，加推肺经，加推脾经，加清肾水，加运八卦，各一百遍。气喘，加飞经走气，五十遍。凡推用葱水。

按：先贤言诸病易治，咳嗽难医。以咳嗽病因，头绪纷烦也。徐洄溪历三十年而后能治咳嗽，其治咳嗽之难，有如此者。司命者应如何辨证，如何施治，必求百治百效，庶不愧为良工。惕厉子

痰　　迷

小儿痰壅气塞，呀呷作声，甚至痰漫窍闭，如痴如迷，甚至痰塞喉间，吐之不出，咽之不入，在小儿为尤多。内治宜豁痰化痰主之。

分阴阳，一百遍。推三关，一百遍。退六腑，一百遍。推肺经，一百遍。推心经，五十遍。推四横纹，五十遍。运八卦，五十遍。揉内劳宫，五十遍。天门入虎口，五十遍。掐五指节，二十四遍。吐法，见卷二，二十三页。应先用之。抑或用鸡毛沾灯窝油，扫喉中即吐。引痰法，见卷二，四十页。通脉法，见卷二，三十九页。开闭法。见卷二，三十九页。

小儿气海穴，医者以手指曲节抵之，旋又放之。以是法取痰，痰即下。此在下者，引而竭之法也。

小儿中指由根掐至尖数下，再推涌泉穴，左转不揉，以中指对按颊车穴，用耳挖爬舌上，即吐痰。此在上者，因而越之法也。

按：痰由肾阳虚火不制水，水泛为痰为饮逆上攻，故痰清而澈，治宜通阳泄湿，忌用腻品助阴。痰由肾阴虚火必烁金，火结为痰，为痰火上升，故痰稠而浊，治宜滋阴清润，忌用温燥之品。庞氏云：天下无逆流之水，因乎风也。人身无倒上之痰，因乎气也。痰能随气升降，周身无处不到，在肺则咳，在胃则呕，在心则悸，在头则眩，在背则冷，在胸则痞，在胁则胀，在肠则泻，在经络则肿，在四肢则痹，甚至痰入心窍则迷，癫痫抽掣，则各有治法在，不徒按摩已也。惕厉子

头　　肿

头肿由风湿内伏，热毒壅遏。或发于两颐则为痄腮，或发于头面则为大头瘟。内治以普济消毒饮去升、柴、芩、连主之。

分阴阳，二百遍。推三关，二百遍。退六腑，一百遍。推脾土，一百遍。揉两太阳，五十遍。运八卦，二十遍。揉内劳宫，三十遍。汗吐法先之。凡推用葱汤。用清里法。见卷二，三十七页。解烦法。见卷二，三十八页。

按：头肿为温毒疫邪，疫为燥热毒疠，从无辛温升

散之例，一切柴、葛风燥辛热诸品，皆不可犯。外解如葱、豉、翘、荷之属，内清如芩，连、滑、栀之属，下夺如芒硝、大黄之属。且疫为秽浊之邪，熏蒸热痰，蒙蔽心包，神昏语谵，宜芳香宣逐，清血络以防结闭，如犀、葛、郁、佩、银花之属。烦渴多汗，如石膏、知母之属。疹发咽痛，如犀角、牛蒡、生地之属。天行疫疠之气，亟宜解毒为先，大头瘟湿热伤巅，肿大如斗，不速治，十死八九。岂徒以按摩已哉。惕厉子

腹　　痛

腹有寒痛，热痛，食痛，气不和痛，脾虚痛，肝木乘脾痛，蛔动痛者，不可以不辨。

寒痛者气滞阳衰，面色白，口气冷，大便青色，小便清利。痛之来也，迁缓不速，绵绵不已。痛时，喜以热手按之，其痛稍此，肚皮冰冷者是也。内治以香砂理中汤去白术主之。

分阴，一百遍，重。分阳，二百遍，轻。推三关，二百遍。退六腑，五十遍。由胸腹分推左右，二百遍。揉肚脐，二百遍。推补脾土，一百遍。天门入虎口，二十遍。掐揉一窝风，五十遍。凡推用葱姜水，用定痛法。见卷二，四十四页。艾灸神阙、气海各穴各七壮。见卷二，二十六页。

热痛　面赤，口气热，唇红，烦渴，大便秘，小便赤，时痛时止，痛来迅厉，腹形如常，不肿不饱，弹之

不响，以热手按之，其痛愈甚，肚皮热如火灼，此真热也。内治以清热泻火主之。

分阴，二百遍。分阳，一百遍。推三关，五十遍。退六腑，一百遍。水底捞明月，一百遍。清天河水，三十六遍。分腹阴阳，二百遍。揉肚脐，一百遍。推脾土，一百遍。用清里法。见卷二　页。

食痛　由饮食不节，积滞不化，食入即痛，眼胞浮肿，泻必馊臭，腹必饱胀，弹如鼓响，面黄嗳酸，便后痛减，不饥不食者是也。内治香砂平胃散主之。

分阴阳，二百遍。推三关，一百遍。退六腑，一百遍。推脾土，一百遍。天门入虎门，一百遍。分腹阴阳，二百遍，揉脐，二百遍。凡推用葱水、香麝水，用艾灸神阙、气海各穴七壮，见卷二，二十六页。熨法，见卷二，四十五页。定痛法，见卷二，四十四页。

气不和痛小儿初生后，束脐过紧，不知儿体渐长，束带未松，上下气不流通也。

分阴阳，二百遍。推三关，一百遍。退六腑，一百遍。推脾土，一百遍。分腹阴阳，二百遍。揉脐，二百遍。运土入水，三十六遍。运八卦，三十六遍。凡推用葱汤，用艾灸神阙三壮，见卷二，二十六页。焠脐轮一燋，气海一燋，心窝一燋。见卷二，三十页。

脾虚痛　面色萎黄，大便少而色白，中有虚寒也。内治以香砂六君汤主之。

分阴阳，一百遍。推三关，一百遍。退六腑，一百遍。

推补脾土，三百遍。运水入土，一百遍。分腹阴阳，二百遍。揉脐，一百遍。凡推用葱汤，用艾灸神阙、气海各穴三壮。见卷二，二十六页。

肝木乘脾痛　肝木克脾，肝气无所泄，乘脾衰而痛也。其证唇白口淡，面色时青，痛则腹连两胁，重按之则痛止，手起又痛也。内治以四君加柴、芍主之。

分阴阳，一百遍。推三关，一百遍。退六腑，一百遍。推补脾土，二百遍。天河入虎口，二百遍。揉脐，二百遍。分腹阴阳，二百遍。运水入土，一百遍。运八卦坎重，一百遍。推大肠，六十遍。运五经。一百遍。凡推用葱姜汤。

蛔痛　口吐青水，痛久不歇，或一时或二时而止，或歇半日又痛，面黄唇白，或有红点，脉乍大乍小，此其候也。内治理中安蚘散或乌梅丸加减主之。

分阴阳，一百遍。推三关，一百遍。退六腑，一百遍。推脾土，一百遍。揉肚脐，一百遍。凡推用葱姜香麝水。用艾灸神阙、气海穴各穴五壮。见卷二，二十六页。

史君子去壳火喂，或食十余粒，或少顷又食，以痛止则停。苦楝根皮一两，水煎浓服，虫即下。但体弱者酌之。

按：腹痛一证，寒淫为多，热淫为少。以寒则易于阻塞阳气也。气滞者多，血滞者少。理气滞不宜动血，理血滞则必兼行气也。先哲以痛则不通，通则不痛，故治痛大法，不外温散辛通，而其要则初用通腑，久必通

络。宜审虚实治之。惕厉子

黄 疸

黄疸，由脾胃湿热郁蒸，渐自身目如金，汗溺皆黄，经谓湿热相交，民病瘅也。丹溪云：此如盦曲酱相似，湿热久盦，其黄乃成。海藏云：凡病当汗不汗，当利小便不利，皆生黄。内治以清热泄主湿之。

分阴阳，二百遍。推三关，一百遍。退六腑，一百遍。推补脾土，三百遍。抱肚揉，一百遍。揉脐左右旋。各一百遍。凡推用葱汤、香麝水。

按：黄疸宜辨阴阳，湿热发阳黄，寒湿发阴黄，此发阳黄阴黄之由也。阳黄多瘀热，烦渴大汗，脉必滑数，系胃腑湿熏蒸，与胆液泄越，上而侵肺，则发黄。其色明如橘子。治在胃。且有表实、里实之分。表实则无汗，治宜疏表，使黄从表解；里实则二便必秘，腹必满，治宜下夺，使黄从里解。若表里无证，则不可汗下，惟利小便而已。阴黄，身冷汗出，脉必沉微，系脾脏寒湿不运，与胆液浸淫，外渍肌肉则发黄。其色晦如烟熏，治在脾，或宜温脾，以理中加茵陈主之。或宜温肾，以四逆加茵陈主之。且阴黄亦有体痛发热者，但身如熏黄，终不似阳黄如橘子色也。海藏治阴黄小便不利，烦躁而渴者，茵陈茯苓汤主之。疸，黄病也。疸有五：身目皆黄，寒热体倦者为黄疸；食已如饥，头眩，烦热身黄者为谷疸；大醉当风入水，心中懊憹，不食欲吐，面黄赤斑者，为酒疸；房劳，小腹满急，额上黑，手足心热，薄暮发热者，为女劳疸；汗出染衣，色如檗汁，因身热汗出澡浴，水入毛孔而成者，为黄汗。方书治法俱在，则无庸赘述，若徒以按摩诸法施之，则拘矣。惕厉子

肿　胀

肿在外属水，胀在内属气。肿分阳水阴水，胀分气实气虚。因湿热浊滞，致水肿者为阳水；因肺脾肾虚，致水溢者为阴水。浊气在上为实胀，中气不运为虚胀。辨其位，则脏腑脉络、皮肤、上下、表里、皆有之。辨其因，则寒热、湿痰、气血、郁滞、虫积皆致之。以论治法，则宜内外兼尽为要。

气肿　皮厚色苍，一身尽肿，自上而下，按之窅而不起。由寒气客于皮肤也。

分阴阳，二百遍。推三关，二百遍。退六腑，二百遍。推脾土，三百遍。运水入土，一百遍。天门入虎口，五十遍。摩肚脐左右旋转。各二百遍。凡推用滚水，忌盐酱生冷。

水肿　先喘后肿，皮薄色泽，自下而上，按之随手而起。因烦渴喜饮，脾虚不能制水，水反侮土上冲肺，皮肤肿如裹水之状。

分阴阳，二百遍。推三关，二百遍。退六腑，二百遍。推脾土，三百遍。运水入土，一百遍。摩肚脐左右旋转。

各二百遍。凡推用葱姜汤，忌盐酱生冷。

按：经言：诸湿肿满，皆属于脾。谓水为至阴，其标在肺，其本在肾，其制在脾。肾何以聚水？肾者，胃之关也，肾虚则关闭，其水必逆而上泛，脾不能制，而反为水所渍，故肌肉浮肿；肺不能化，而反为水所凌，故气息喘急，皆阴胜之害也。是知肿胀无不由肺脾肾者。以肺主气化，脾主运输，肾主藏液也。经言：膀胱藏津液，气化则能出。气化者：即右肾命门真火也。火衰则不能蒸动，肾之关门而水聚焉。须以桂附肾气丸，蒸动其关，积水始下，以阳主开也。此不独治水肿，即治胀之要，亦在通阳。肿胀病在水分，以治水为主，兼理气，气化水自化也。在气分，以理气为主，兼利水，水行气亦行也。必辨阴阳虚实。湿热壅滞属阳，浊气凝滞属阴。阳证按之痛，阴证按之不痛。阳证起于中焦，阴证起于下焦。凡阳证必热，热者多实。阴证必寒，寒者多虚。溺赤便秘，脉数有力，为热为实；溺清便泻，脉微无力，为虚为寒。阳证治在腑，法宜清，阴证治在脏，法宜温。此肿胀之大概也。徐洄溪言：胀满证即使正虚，终属邪实。古人慎用补法。总之，肿证易治，胀证难治。胀证头绪甚多，宜辨有形无形。无形宜宣通，有形可攻伐。如食入胀加，治在通腑，二便通调。则胀又在脏，其大概治法，宜汗、宜利、宜分消、宜辛泄、宜清肃、宜温通、宜升举、宜疏利、宜补摄、宜开郁，宜缓攻、宜软坚化痞，宜理瘀导滞。总要在宣通，勿用

守补，如是而已。惕厉子

积　聚

诸有形而坚着不移者为积；诸无形而留止不定者为聚。积在五脏，主阴，病属血分；聚在六腑，主阳，病属气分。《难经》既以积聚分属脏腑，《巢氏病源》别立癥瘕之病名，以不动者为癥，动者为瘕。亦犹是《难经》积聚之说也。第无形之瘕聚，其散易；有形之癥积，其破难。治之者，辨有形无形，在气在血，可得其概矣。

分阴阳，二百遍。推三关，一百遍。退六腑，一百遍。推补脾土，二百遍。掐四横纹，三十遍。运八卦，八十遍。掐大肠，二十四遍。揉版门，八十遍。推补肾水，一百遍。天门入虎口，一百遍。掐小横纹，二十遍。发热腹痛，加水底捞明月，五十遍。大便秘结，加推六腑，一百遍。掐小横纹，二十四遍。揉掐肾水。各五十遍。腹痛泄泻，加揉掐一窝风，三十六遍；揉脐及龟尾。各一百遍。凡推用葱椒水，用灸法。见卷二，二十六页。

按：《难经》肺之积在右胁下，为息贲；肝之积在左胁下，为肥气；心之积在脐上，上至心下，为伏梁；脾之积在胃脘，为痞气；肾之积发于少腹，上至心，上下无时，为奔豚；其见于脐下癥瘕，癥者按之不移，有血癥、食癥之别；瘕者假物成形，如血鳖石癥之类；见于胸胁为痞癖，痞为结块，在肌肉而可见。癖由内着，结隐僻而难求。既分其部，必原所起。其初由外感风寒，内伤气郁血瘀，食积痰滞，凝结于肓膜，久而盘踞坚牢，以至元气日衰，攻补为难。如徒以按摩诸法治之，恐难奏效。所贵理其气，气行则脉络通，尤宜调其中，脾运则积滞化。其药宜辛散温通，乃能入阴出阳，解散凝聚。李士材有阴阳攻积丸在。然搜逐之中，酌补元气。务令脾胃气旺，乃可消磨坚结。但坚顽之积聚，多在肠胃以外，募原之间，非药力所能猝及。宜薄贴以攻其外。针法以攻其内，艾灸以消散固结，佐其所不逮也。惕厉子

食积

食积，由乳食积滞，胸闷肠鸣，嗳气酸腐，见食则恶，或胀或痛。大便臭秽，矢气有伤食之味。夹寒则面色皏白，舌苔白腻，口吐清水，食物不化，手足时冷；夹热则面赤唇干，口渴，舌苔黄腻，积久脾伤，延成疳疾。内治以健脾扶阳主之。

分阴阳，一百遍。推三关，一百遍。退六腑，一百遍。运八卦，一百遍。分腹阴阳，二百遍。揉脐，二百遍。推补脾土，一百遍。凡推用葱姜水。用熨法，见卷二，四十五页。灸法，灸神厥、鸠尾、气海各穴七壮。见卷二，二十六页。吐法，见卷二，二十二页。下法，见卷二，二十三页。通脉法。见卷二，四十三页。

附治伤乳。陈红曲一钱五分，砂仁五分，生姜一

片，水煎服。

附治伤一切诸谷食。将所伤之物烧灰，加鸡内金炙灰，磨枳实汁，调服。

附治伤诸肉食及生鱼脍。草果面包煨五分，焦山楂肉一钱五分，研末，姜汤调服。

附治伤面筋粽子等物，诸药不能消化。即以本物拌绿矾烧灰，沙糖酒下。

附治伤糯米粉饼饵。用炒酒药或酒曲三钱炒，糖姜汤下。

附治伤索粉片者。紫苏煎浓汤加杏仁泥服之。

附治伤面伤豆腐者。生莱菔煎汤饮之。如无生莱菔，以莱菔子煎汤亦效。

附治伤瓜果生冷菜物。木香、砂仁各一钱，炮姜、肉桂各三分，麝香少许，共研末，和饭杵丸，炒山楂煎汤下。

附治伤蟹肤痛者。苏叶一钱，生姜一块，煎汤，加丁香汁少许服，最效。

附治伤鸡卵鸭卵，胸腹满闷。生姜、大蒜泥捣汁，和开水频咽之。

附治伤狗肉。杏仁四两，去皮尖，和沸汤捣烂绞汁，服二次即解，或以芦根水煮汁饮亦效。

按：饮以养阳，食以养阴。饮食所以卫生，实脾胃所生之本也。胃旺则多食不滞，过时不饥。脾运则分输五脏，荣润四肢。然以生冷则戕胃，饥饱则戕脾。中气先馁，不宜专事消导。中气即脾胃冲和之元气也。脾气以健运为要，胃气以下行为顺。胃强脾弱，则消谷而便溏；脾强胃弱，则知饥而纳少。食伤者，胃阳虚，饱食辄嗳，宜温通；脾阳虚，多食不化者，宜香燥。饮食留滞，脘痞腹胀者，为腑气不宣，宜消导。小儿伤乳滞，则又宜香附、神曲、麦芽、砂仁、陈皮、甘草之属。可以佐按摩之法不逮也。惕厉子。

痫　证

经言：二阴急为痫厥。谓少阴气逆于经而上行，则喉塞音瘖。而痫发矣。证由心肾虚怯，肝风胆火倏逆，痰涎上壅，心包经脉闭阻，猝然晕仆，口眼牵掣，腰背反张，手足抽搐，喊作畜声。因其相似，分为五痫，以内应五脏也。痫证幼小为多，大人亦有之。经久失调，遂成痼疾，一触厥气鼓风，涎沫升逆无制，痰在膈间，则眩微不仆；痰溢膈上，则眩甚而倒。必待其气反，吐去惊涎宿沫而后苏。内治以清痰火主之。

分阴阳，二百遍。推三关，一百遍。退六腑，一百遍。推肺经，一百遍。推补脾土，二百遍。天门入虎口，八十遍。运八卦，一百遍。赤凤摇头，五十遍。按弦搓摩，二十四遍。掐威灵穴，二十四遍。揉中指，一百遍。掐总筋，二十四遍。灸昆仑七壮，汗吐法先之。凡推用葱姜汤。用引痰法，见卷二，四十页。通脉法，见卷二，四十三页。开闭法，见卷二，三十九页。灸法，昼发灸阳跻，夜发灸阴跻。见卷二，二十六页。

按：石顽谓痫以补肾为本，豁痰为标。其由来不外肝肾龙雷上冲所致。丹溪以痫主痰热，治以星、半、芩、连主之。热多者凉膈散加川连、麦冬之属；痰多者以戴人三圣散吐之；由惊而病者，东垣安神丸平之。总之，痫有阴阳。以先体热瘛疭惊啼而后发，脉浮洪者为阳痫，病在腑则易治；以先身冷不惊掣啼叫而病发，脉沉微者为阴痫，病在脏为难治。目瞪如呆者不治，脉沉、实、弦、急，及虚散者皆不治。皆医者所宜深悉也。惕厉子

火　　眼

小儿两目红肿，由肝经有热内蕴，风邪外袭，是为风火眼。内治以疏散主之。经云：火郁发之，是也。

分阴阳，三百遍。推补肾水，五百遍。退六腑，五百遍。推脾土，一百遍。推天河水，五百遍。运八卦，二百遍。水底捞明月，一百遍。掐合骨穴，二十四遍。推曲池，三十六遍。凡推用葱水。

按：眼病有专科，证治甚繁，大约以内障、外障为两门，火眼持外障中之一证耳。余于海滨，遇有患风火眼者，以至于盲，就余诊，询之，则初患时，有医者令服大黄，为苦寒所逼，于经训火郁发之，大相违悖，是以至此也。司命者，宜辨证，始知为何病；宜立法，方与病针锋相对。所惜庸工不求往训，率尔操觚，俾天下

不死于病而死于医者，不可胜数。医术之坏，将不知伊于胡底也，可慨也夫！惕厉子

脐　　风

脐者，小儿之根蒂也，名曰神阙。穴近三阴，喜温恶凉，喜干恶湿。如断脐有法，脐风何自而起？惟有水湿风冷之气，入于脐中，儿必腹张脐肿，日夜啼叫，此脐风之初发也。眼角、眉心忽见黄色，即是脐风见证，宜急治。若黄色到鼻，治犹易，到人中、承浆则难。甚至口锁、唇紧、头强者不治。但脐风初见，总在初生三日之内，舌硬眼闭，口吐白沫，哭不出声，左右牙龈、上腭有硬梗，蓝黄白色如鸡鱼脆骨形状，或白点如粟米大，亟用银针，将龈腭硬梗处，以及黄白点颗刺破，以青布蘸湿扭干，涂以墨汁。内治用防风一钱煎服。

分阴阳，七十遍。推三关，五十遍。退六腑，七十遍。运八卦，五十遍。推肺经，五十遍。揉外劳宫。二百遍。凡推用葱姜汤。灯火焠法，于儿囟门、眉心、人中、承浆，两大指少商诸穴各一燋，脐轮六燋，未落脐带，于带口一燋，既落。于落处一燋，共十三燋。其腹有青筋叉缝处均宜燋。见卷二，三十页。

按：脐风证，每起于断脐不慎。夏禹铸以为风入腹，附于肝。肝窍在目，眼角黄也；肝木乘土，鼻准黄也。以致入肾入心，口撮舌强也。及早治之，以焠法为要，犹可告痊。惕厉子

鹅　　口

鹅口，起于初生之小儿。口内白屑，拭去复生，重则满舌上腭叠叠肿起，状如鹅口；开而不合，哭声不出，乳食为难。或生牙龈上下，名曰马牙，皆由心脾胎热上攻所致也。药以清热泻脾主之。

推食指三关，一百遍。退六腑，一百遍。分阴阳，三十六遍。捞明月，三十六遍。打马过天河，三十六遍。

扁银簪脚，将牙龈刮破出血，以软绢拭净，磨陈墨汁涂之。头发蘸井水拭口，再以白矾烧灰二钱，朱砂水飞二钱，马牙硝五钱，研末，用白鹅粪水搅取汁，涂舌与口角上即愈。

按：鹅口一证，在胎时受其母饮食热毒之气，蕴结心脾，因之甫生后，即发于口舌之间。内治以清热泻脾为主，外治如所列诸法足矣。倘不急于求治，必将口舌糜烂，不能吮乳，则命难痊也。惕厉子

牙　　疳

牙疳，由内蕴胎毒，外感热毒，毒气上攻，牙根溃烂，随变黑腐，臭秽难闻，辨证最速，名为走马牙疳。内治以泻毒清热主之。

分阴阳，二百遍。推三关，一百遍。退六腑，二百遍。清天河水，二百遍。水里捞明月，五十遍。摇头，三十遍。凡推用香麝葱汤水。金枣砒一枚，用红枣一个去核。以

红砒豆黄，大一粒入枣内，湿纸重重包裹，慢火上煅至烟尽为度，研细末。穿肠骨一钱，（即狗屎中末化骨，于白色屎内寻之即得）真珠、牛黄各五分，冰片八分，广木香一钱二分，铜绿二钱五分，人中白，煅三钱。共八味，各研细末，秤准和匀，先用防风二钱，马兜铃三钱，甘草一钱，煎汤洗患处。以旧青布拭净毒血，用前药末一分，磨陈京墨调药搽之，大有神功。韭根、松萝茶各二钱，煎成浓汁，乘热以鸡翎蘸洗患处，去净腐肉。

按：牙疳一证，因热毒攻胃上发，龈肉赤烂肿痛，口臭血出，牙齿脱落，穿腮蚀唇，病势危急。外用前药敷之。内治如芩、连、硝、黄、芦荟、芜荑、雄黄之属，或加犀、羚、白虎之品，以清火解毒为先，方期有济。然此证专恃胃强能食，堪胜峻药，否则终无生机也。惕厉子

重　舌

脾之脉络系舌旁，肝之脉络系舌本，心之脉络系舌根。心脾蕴热，则气血俱盛，肿附舌根，其形状似舌，如舌下又一小舌，故曰重舌也。宜针刺出血，向旁挑之，不可深刺正中主筋之上也。内治以清心泄热主之。

分阴阳，二十四遍。推食指三关，三十六遍。推心经，三十六遍。推脾经，一百遍。推六府，三十六遍。运八卦，三十六遍。运水入土，五十遍。清天河水，三十六

遍。凡推用葱汤。

按：《医宗金鉴·幼科心法》所列吐舌、弄舌、木舌、以及重舌等证。仅例重舌，有举一漏万之弊。吐舌，则面红，尿赤，口渴，烦躁不安，宜导赤，泻心火也；弄舌，以儿舌在口内摇动者，唇焦舌干，烦热便秘，治以泻黄汤，霍、防、山栀、石膏、甘草之属；木舌者，舌硬如木，不能转动，内治以泻心热，外以紫雪丹涂舌上，是将《心法》所列者补其阙也。然是书只列二十四证，遗漏甚多，亦以仍周氏之旧尔。惕厉子

喉　痛

喉以纳气而通于天，咽以纳食而通于地，会厌管乎其上以司开合，惟其为心肺肝肾呼吸之门，饮食声音吐纳之道，关系死生，为害速矣。经云：一阴一阳结谓之喉痹。其证喉痹为总名，而风温喉痛为多，亦宜内外兼治。

分阴阳，二百遍。推三关，一百遍。退六腑，一百遍。掐心经，五十遍。掐总经，五十遍。清天河水，五十遍。水底捞明月，五十遍。泻肾水，五十遍。二龙戏珠，三十六遍。运斗肘，五十遍。凡推用葱姜水。

按：程钟龄外科十法，喉肿不刺血，喉风不吐痰，喉痈不放脓，喉蛾不针破，皆非法也。凡使刀针，切勿伤蒂丁以及舌根等处。尤氏以喉痹属痰，喉风属火，总因火郁热毒，致生乳蛾等证。治宜去风豁痰，解热开

郁，其证自痊。初病寒热者，须疏散，迨二便秘结，系有实火者，以下夺之法主之。不可骤用寒凉，以痰实结胸，遇寒不运，渐至喘塞不治也。其气急闭塞欲死者，亟用吹法、吐法、针法。其吹也，硼砂胆矾末，或皂角末少许吹鼻，喷嚏即开；其吐也，捣皂角浸水，以水灌入即吐，或新汲水磨雄黄灌入亦吐，或鸡鹅翎蘸桐油一二滴，入百沸水，以箸敲水，即用鸡鹅翎入喉探吐；其针也，用三棱针于喉肿处刺血出。若口噤针不能入，如手足冷，以水温之。刺少商穴，左右皆刺二分，出血，口即开，喉即宽。或针照海、然谷四穴，使血出如珠，皆可求愈也。若刺少商穴，血出散而不收者为无治。近时有烂喉痧者，最为险恶之证。初起憎寒壮热，咽痛渴烦，宜辛凉清散。若骤服寒凉，外邪益闭，内火益焰，咽痛愈剧，溃腐日甚矣。至丹痧透发，已无恶寒等证，则宜寒凉泄热，不宜杂进辛散。煽动风火，致增肿腐，必致滴水下咽，痛如刀割。此证由感风火湿热而发，治法因风热者，主清透。以普济消毒去升柴主之；因湿热者，主清渗；痰火凝集者，主消降。邪达则痧透，痧透则烂止。所虑者，毒气深伏，郁不能发，为闷痧之证。邗上患此者甚多。一由疫毒内陷，一由庸医误治。用柴葛升麻，一切辛温风燥之品，升提热毒，入于咽喉。市医坐蹈是弊，俾病者即归冥路。噫，此误治也。医者不自知，病家不能知，而病而死者或有知，死者能甘心哉？余有《痧喉正义》续出问世，海内诸君子，有以匡

正之，则幸甚矣。惕厉子

赤　游　丹

赤游丹，由胎中热毒，或生后过于温暖，以致热毒外发，皮肤红肿，色若涂丹，游走不定，行于遍身，故曰赤游丹。发于头面四肢而内归心腹者不治。内治宜清热解毒主之。

外治宜用砭法。砭去恶血，以鲜猪瘦肉切片贴之。其破烂处，用明雄黄、银朱等分，研细末糁之，确有神效。

按：是卷列二十四证，虽病证所遗甚多，而治法不事汤药，因小儿不喜药，于小儿最宜。按摩各法，是亦灵素所灿著者。市医不知遵经，而以浅近菲薄视之，不读古书，妄生议论，凤也而以为鸡矣，龙也而以为蛇矣。医术之坏，非一日也。然予不敢谓采辑各法，足以告备，俟将汤液方法，蒐集成书，以补是书之阙，就正海内诸方家以匡不逮，斯则纂述之愚忱，不能自已者尔。惕厉子

厘正按摩要术卷四音释

颤——音战，四肢寒动也。

崙——音伦。

椒——音焦。

揶揄——音鸦俞，举手相弄也。《后汉·王霸传》市人皆大笑，举手揶揄之。

尿——鸟去声，小便也，亦作溺。

憔悴——音樵遂，瘦也。

翳——音意，掩蔽也。

颊——音荚，面旁也。

黧——音泥，黑而黄也。

哕——渊，入声，逆气。方书：有物无声曰吐，有声无物曰哕，有物有声曰呕。

稚——音治，幼稚，小也。

煽——音扇，炽盛也。

焠——音碎，火入水也，烧也。

窘——音迥，急也。

肛——音刚，大肠端，曰肛门。

矾——音凡。

喂——音威。

稠——音俦，多也。

洄——音回。

呀呷——音牙扎，张口貌。

悸——音季，心动也。

痄——音乍，《朱氏集验方》宋仁宗患痄腮，道士赞宁用赤小豆七粒为末敷之，立愈。

嗳——音蔼。

馊——音收。

萎——音威，蔫也，病也。

芍——音勺。

麝——音射，小鹿身有虎豹之文，脐有香。为人所迫即自投高岩，举爪剔出其香，就絷且死，犹拱四足保其脐。

瘅——音旦，黄病也。又痨病。

疸——音旦，黄病也。《内经》日黄、溺黄赤、安卧者黄疸，已食如饥者胃疸。

懊侬——音袄农，心乱也。

蘗——音遏，木之萌芽也。

窅——音杳，深曲也。

焦——音交，三焦者，水谷之道路也，气之所终始也。上焦在心下下鬲，在胃上也；中焦在胃中脘，不上不下也；下焦在脐下，当膀胱上口也。

瘀——音迂，积血也。

癥瘕——音微遐，肤中积块，坚者曰癥，有物形曰瘕。

膜——音莫，肉闻脉膜也。

枳——音纸，木似橘。

粽——音众，同糉角，黍也。

拌——音半。

糯——音怒，稻名。

麹——音菊，酒母也。

莱菔——音来服，萝蔔也。

沸——音弗，水滚貌。

猝——音出，仓猝暴疾也。

喊——音颔，大声呼也。

痼——通作固，久病也。《礼·月令》民多固疾。

瘈——音敲，举足行高也。

瘲——音掣纵，小儿风病也。

呆——本音某，今俗以为痴呆字，读作崖。

蒂——音帝，果鼻也。

蚀——音食，亏败曰蚀。

荟芜——音浍无。

觚——音孤，木简也。陆机《文赋》或操觚以率尔。

燋——音教，灼也。

砒——音批，砒霜，石药，毒人。

屎——音豕，粪也。

秤——称，去声，正斤两之物也。

兜——豆，平声。

硼砂——音朋沙，药名，生西南番，分黄白二种。

峻——音浚，大也，严急也。

喷——音溢，鼓鼻也。

棱——音能，凡物有廉角者曰棱。

蒐——音收，聚也。蒐罗。